# Gold Standard
# 詳解 放射線関係法規

坂野　康昌　編著
中世古和真　著

コロナ社

# ま　え　が　き

診療放射線技師をはじめとする，放射線職種に関係する法律といえば，かつては，診療放射線技師法と放射性同位元素等による放射線障害の防止に関する法律（旧法の略称では放射線障害防止法）などが列挙されていた。主として前者は診療放射線技師の国家試験に，そして後者は放射線取扱主任者の試験に関与するといった具合であった。確かに過去にはそれで充足されていた時代もあった。

しかし,「今までこれで足りていたから，今後もそれで必要十分であるというわけではない。」と私は考えている。これに反して,「既定の教育時間内での範囲拡充は無理であり，法律家になるわけではないのだから，放射線に関係する条文や試験に出る用語を理解できれば十分である」という保守的な意見が一方にはあることも否定できない。現代社会において放射線を学修する医療系の人財を育成していくためには，複雑化した社会や人間同士の関係を円滑に構築していくために，広汎な法の理解と活用が必要であり，従来型の狭義の理解から広義の理解へと拡充していく必要があると私は考えている。専門性が日々進歩することへの応用として，ネガティブな保守性にならないように，学問領域も自由に開放する必要があると考えてほしい。

関係法規を無機的なものとして学修するのではなく，まず医療に取り組む人財としては「やらないための方便ではなく，どうすればより一層活用できるのかという視点も持って実践すること」が重要である。このために，実社会でも活用できる基本的な部分から，私法と公法を融合的に理解できるようにするため本書を執筆したのである。なぜなら，英文を読み解くのに英単語の理解が不可欠なように，法律の条文並びに内容を読み解くには，事前の専門用語についての取扱作法や基礎知識が不可欠だからである。しかし，これに対応した十分な時間が充当された専門教育がなされてきたのか否かについては，自己の体験からも，はなはだ疑問である。

国家試験対応のみについて考えるならば，こうした主張については一蹴されてしまうかもしれないが，学生にとって重要なことは，大学教育は「考える力」を養う拠点であり，実践力を身につける場でもある。このため，私は実学としての法解釈や関係法規を身につけ，実用することが大いに意義があると力説したい。

国家試験で求められる要素は，特化した知識を持っているかどうかであり，厚生労働省や文部科学省はそれ以上を求めていないとの主張が一方にあり，カリキュラムやテキストに十分に反映されていないことがその大きな理由だとの主張もある。

こうした意見も一理あるかもしれない。しかし，国家試験に求められていないということと学問の必要性とは比較する次元が異なる。そもそも大学教育では，もっと自由に専門性と常識の両方の知識を融合させ，知識不足の間隙を埋めて，実社会で活用できる知識提供と訓練とをすべきであると私は考えている。したがって，放射線関係法規の学習の中で，柔軟で的確な判断に活用できるリーガルマインド（legal mind）を少しでも身につけることで，専門職としての考え方や放射線マネジメントの拡充を図ることができるはずである。

さて，各種の法文の中で使用される用語は，一般人が理解している通常の用語とは意味内容が全く異なる場合が多くある。社会の中で実用するためには，用語を単純に暗記するだけでは足りず，例えば,「取消」や「無効」などに代表される法律用語の理解では，適用される時期や範囲が全く異なる場合などを，多面的にしっかりと正確に理解した上で，考える習慣を身につけることが必要である。

思うに，人の行為や法人の行為について適用される法律には，専門職のみに関わる法律と盲信していても，刑法や民法など趣旨目的が異なる法律が複合的に関係し，適用される場合が多々ある。複雑な法治社会に生きるわれわれは，初めに基礎知識として法律用語の異同を正確に知ってから，順番に専門分野の法知識との融合した学習を進めるべきであると考える。

繰り返しになるが，英会話の勉強には正しい英単語の勉強が不可欠であるといえば理解しやすいと思う。実際の法律の適用に必要とされるような柔軟で的確な判断（リーガルマインドという）の養成も同様であり，こうした学修方式での訓練が，医療環境を含む実社会の問題解決にも有効であると考える。

法律の作法ともいえる，法律関係性及び解釈の順番についての理解や教育が不足していたことをわれわれは謙虚に反省しなければならない。このため，まず，法律の作法を知り，正確な知識を持ち，そのうえで，これを基礎として考える習慣をつけ，適用範囲や法の趣旨を明確に理解していく必要がある。そこで，従来の放射線関連の法規や法令のテキストに不足していた法の基礎知識を本書の総論に収めたのである。

従来の放射線関連の法令・法規については，各論において重要事項を抜粋して論述する。

各論１においては，診療放射線技師法・診療放射線技師法施行令・診療放射線技師法施行規則・医療法・医療法施行規則・労働安全衛生法・電離放射線障害防止規則・人事院規則について，また各論２においては，原子力基本法・放射性同位元素等の規制に関する法律について主として論述し，放射線取扱主任者試験・診療放射線技師国家試験の二大国家試験について関係する事項を詳細に記載する。

Gold Standard とは，もともと金本位のことであるが，社会の中で人びとが Gold に価値を見出し，価値の基準として取り決めたはずである。法律もまた同様である。法治国家であるわが国においても，人びとは法律の基本価値を認め遵守しているはずである。遵守すべき法律について他人事で，まったく知ることもなく，法遵守の継続だけでは足りない。

本書を Gold Standard とした意義については，与えられたものを鵜呑みにすることなく，法律や規則を通じて，物事の本質を熟慮してほしいという思いからである。

放射線関係法規は，従来の考え方では，医療と放射線のみに関係する法律と考えられていた。このため，今までの時代の背景や要請としてはそれで十分であった。しかし現代の放射線に関する取扱いや管理に関係しては，個人や法人さらには，国そのものに対応するなど，権利や義務などについても，より広範な知識を求められるようになり，医療法や原子力基本法を基軸にした法解釈だけではすでに足りなくなっている。

放射線関連の専門職種といえども，組織の一員であり，社会の一員である以上，その環境を取り囲む法律や規則により社会秩序が保持されている以上は，円滑な業務執行のためにも法解釈やリーガルマインドを熟知する必要がある。

2022 年 2 月

著　者

【法律に即応した，本書での決めごと】

条文表記については，正式には，縦書き表記であるが，本書では横書きのため，漢字と算用数字の作法は守りながら，便宜上，第四〇条はこれを，第四十条と記述する。また第一〇一条は第百一条と記述し，第八百八十八条は第八八八条と記述する。

また，民法一二一条の二第３項を民法百二十一条の二３または③のように表記する。通常，実際の条文の中では，第１項は表記されないが，読み誤りのないように，内容により一部では，明記して，区分を明確にするため２項一号などの表記とした。項は算用数字（3，4）または（③，④）を用い，号は漢字（一，二）を用いて表記する。

# 目　次

## 総　論

【法理解のための基礎的確認項目】


1. 人（ひと・自然人・法人・者） …… 2
2. 法律上のひとの権利能力（自然人・法人）（自然人・法人の誕生と死亡） …… 3
3. もの・物（有体物） …… 5
4. 権利と義務 …… 5
5. 能力（権利能力・意思能力・行為能力） …… 7
6. 物権と債権 …… 14
7. 法益・保護法益 …… 14
8. 時効（取得時効と消滅時効） …… 15
9. 構成要件該当性・違法性・責任 …… 16
10. 取消・撤回・無効の意味と効果 …… 17
11. 原状回復義務 …… 18
12. 代理・代理人 …… 18
13. 法・法律 …… 20
14. 法のピラミッド …… 21
15. 法文の読み方 …… 23
16. 法律・法律施行令・施行規則・通達 …… 24
17. 公法・私法 …… 25
18. 各種の関係法規・関係法令（基本法） …… 25
19. 放射線 …… 26
20. 放射性同位元素 …… 27
21. 放射線発生装置・診療用放射線照射装置・診療用放射線照射器具 …… 29
22. 健康診断 …… 30
23. 管理区域 …… 31
24. 特許・許可・申請・届出（制） …… 33
25. 放射線施設 …… 34
26. 使用者 …… 34

27. 特定使用者 …… 35
28. 廃棄物施設 …… 35
29. 廃棄業の許可 …… 36
30. 添付書類 …… 36
31. 施設検査 …… 36
32. 定期検査 …… 38
33. 損害の賠償と補償 …… 38
34. 線量限度 …… 39
35. 業（業務）とは …… 41
36. 医療訴訟（医療過誤訴訟・医療事故訴訟） …… 42

## 各　論

**各論 1** …… 44
1. 放射線の定義 …… 44
1-1 診療放射線技師法（第一条から第三十七条）【抜粋】 …… 47
1-2 医療法・医療法施行規則（重要条文の列記）【抜粋】 …… 58
1-3 人事院規則 …… 83

**各論 2** …… 87
2. 用語の定義 …… 87
2-1 原子力基本法（第一章から第九章まで） …… 92
2-2 放射性同位元素等の規制に関する法律（略称：RI 規制法） …… 97
2-3 放射性同位元素等の規制に関する法律施行令 …… 101
2-4 放射線同位元素等の規制に関する法律施行規則 …… 104

**理解のまとめ** …… 111

**参考文献** …… 146
**索　　引** …… 147

# 総　　論

【法理解のための基礎的確認項目】

## 1. 人（ひと・自然人・法人・者）

日本国憲法（constitution of Japan）第十一条によれば，「国民は、すべての基本的人権の享有を妨げられない。この憲法が国民に保障する基本的人権は、侵すことのできない永久の権利として、現在及び将来の国民に与へられる」とされる。つまり人の基本的人権（fundamental human rights）について憲法がこれを尊重し，明示しているのである。人とは，法律上では法的人格ともいい，法律関係で特に法律効果の帰属する主体となるもの（帰属主体）を指すのであり，さらに，権利能力の主体である「ひと」は，大きくは自然人（natural person）と法人（legal person）に二分されるのである。

法的な権利能力について考える際に，例えば基本的人権（憲法第十一条）を有する者で自然人（natural person）というものは，すべて人として，生まれながらにして当然に完全な権利能力者として認められる。また，同様に，法人（legal person /corporations/corporate entity）も，原則としてあらゆる法律関係につき権利能力を有し，その法律関係の限りにおいて人である，ということである。

☞ Q：どの時点から人なのか、生まれながらにしてなのか、などを考える．

なお，民法（civil law）第一編第二章の「人」や刑法の殺人罪の「人」などに法人が含まれていないのは，例えば，個人のように犯罪行為の実行犯としての正犯や共犯になり得ないし，殺人の被害者本人にもなり得ないことを考えると性質上当然であると理解できるはずである。

但書《ただしがき》などに代表されるように，原則があれば例外もあるのが法令・法規である。例外的な考慮としては，外国人や法人格を有している外国法人についても，権利能力が制限される場合などがある。特定の権利との関係では特別に権利能力を有しない場合があるため注意を要する。また，人を考慮するに際しては，胎児のように母体の中にあって，通常は無事出産するまで，未だ人格・法人格を有していないのだが，相続などのような特定の権利との関係では，特別に権利能力を有する場合もある。

者とは，法令では，法律上の人格を有するものをいう，自然人，法人の両者を指す。例，「最高裁判所の指名した者の名簿」（裁判所法第四十条第１項），「将来これを受ける者の一代に限り」（憲法第十四条第３項）。

**（下級裁判所の裁判官の任免）**　☞裁判所法

**第四十条**　高等裁判所長官、判事、判事補及び簡易裁判所判事は、最高裁判所の指名した者の名簿によって、内閣でこれを任命する。

②　高等裁判所長官の任免は、天皇がこれを認証する。

③　第一項の裁判官は、その官に任命された日から十年を経過したときは、その任期を終えるものとし、再任されることができる。

☞憲法

**第十四条**　すべて国民は、法の下に平等であって、人種、信条、性別、社会的身分又は門地により、政治的、経済的又は社会的関係において、差別されない。
② 華族その他の貴族の制度は、これを認めない。
③ 栄誉、勲章その他の栄典の授与は、いかなる特権も伴はない。栄典の授与は、現にこれを有し、又は将来これを受ける者の一代に限り、その効力を有する。

＜確認メモ＞

## 2. 法律上のひとの権利能力（自然人・法人）（自然人・法人の誕生と死亡）

社会の中で活躍するひとには自然人と法人がある。自然人とまさに母体から出産した生身の人間のことであり，これに対して，法人とは自然人以外の者であり，例えば会社などのような法律が認めた権利能力を有する者をいう。

法律上の自然人についての誕生と死亡は，権利能力の始期と終期ということになる。誕生が始期（法人は設立登記）であり，死亡（法人は解散登記・清算結了）が終期である。

1948 年 12 月 10 日に「世界人権宣言」が採択され，「地球上に生きるすべての人に対する基本的人権の尊重こそが世界の永久平和の基礎である」ということを確認した。特に人間の尊厳を重視すべき医療の現場などに従事する者は，「人とは何か」「権利とは何か」，そして「人権とは何か」を熟慮しもらいたい。

**権利能力の始期**　☞民法

**民法第三条**　私権の享有は、出生に始まる。
２　外国人は、法令又は条約の規定により禁止される場合を除き、私権を享有する。

民法第三条第１項により，「私権の享有は出生に始まる」を根拠に自然人は出生により権利能力が認められることとなる。（「出生」の時期について学説は分かれているが、民法上の「出生」については，その時期を明確に判断できることから胎児が母体から全部露出することをいうとする全部露出説が通説である。ただし刑法の通説は，殺人罪と堕胎罪の境界を考慮して，一部露出説である。自然人においては出生により当然に権利能力が認められるのであって（近代法の権利能力平等原則），戸籍法上の出生の届出の有無は権利能力の取得に影響しないとされる。また，自然人が主体となり得る権利義務の範囲には，原則として制限はないとされる。

### 胎児の権利能力

胎児については，不法行為による損害賠償請求，相続，遺贈について,「既に生まれたものとみなす」（民法第七二一条，民法第八八六条，民法第九六五条）ものとされ権利能力が認められる。ただし，この「既に生まれたものとみなす」の解釈について学説は対立しており，従来の通説・判例で胎児は出生までは権利能力が認められないものの，胎児が生きて生まれてきたことを条件として権利能力が問題となる時点にまで遡及して（遡《さかのぼ》って）生じるものとして扱う意味であるとする法定停止条件説（人格遡及説）の立場に立っている（「胎児」の項目の「法学における胎児」の節参照）。また，胎児は父から認知を受ける地位を有する☞（民法第七八三条）。

### 権利能力の終期

明文の規定はないが，自然人の権利能力の終期は死亡であるとするのが通説である。

法人は清算（清算法人）により解消されていき終期をむかえることになる．

### 外国人の権利能力

外国人（日本国の国籍を有しない者をいう。）の権利能力には,「法令又は条約に禁止ある場合」があり得る（民法第三条第２項）。その例として，土地に関する権利の享有（外国人土地法第一条），国家賠償（国家賠償法第六条）などが採用する相互主義に基づく制限や，知的財産権の享有に関する制限（特許法第二十五条，実用新案法第五十五条第３項，意匠法第六十八条第３項，商標法第七十七条第３項など）がある。

> **第一節　権利能力**　（☞民法）
> **第三条**　私権の享有は、出生に始まる。
> **２**　外国人は、法令又は条約の規定により禁止される場合を除き、私権を享有する。

自然人以外で，法律上の権利義務の主体となることを認められているもの。法人は法律の規定によってのみ成立する（民法第三十三条）。その本質については，法人擬制説，法人実在説，法人否認説等があり，その設立については，特許主義，許可主義，準則主義，自由設立主義などの立法主義がある。公法人・私法人，公益法人・営利法人，社団法人・財団法人，内国法人・外国法人等に分類される。

## 3. もの・物（有体物）

明治二十九年（1896年）民法第八十五条で「この法律において「物」とは、有体物をいう。」とされるが，この中で，有体物（thing/object）とは，物理的に空間の一部を占め，形を備えている物とされる。

家や土地などのような動産や不動産といった物理的な物だけではなく，法律上での排他的な支配が可能であれば物と考えて良いと解されているため，電気・熱などのエネルギーも含まれると理解されている。

☞ Q：放射線や電気は物か否かを問う。

☞無体財産権：新規の創作に関する権利と営業上の信用に関する権利の総称である。

具体的内容は（1）新規な創作に関する権利　（a）著作権,（b）工業所有権（特許権，実用新案権，意匠権，種苗法上の権利，その他（例えば営業秘密））。（2）営業上の信用に関する権利（商標権，商号権，その他（不正競争防止法上の権利））。古くは不動産が財産の中心であったが，近代に至り債権が重要な地位を占めるようになった。そして大量生産時代に入り，第3の財産として無体財産も重要な地位を占めるに至った。

☞民法八十五条　この法律において「物」とは有体物をいう。

＜確認メモ＞

## 4. 権 利 と 義 務

### 権利（right）

「権利とは何か」について，さまざまな考え方があり，これまで多くの議論がなされてきたが一般的には，次のように定義できる。

権利とは，人間の社会生活において，たとえば所有者の現に有する利益，買主の物を取得しうるという利益など，各人に帰属すべき利益を保護するため，法が各人に与えた利益を主張しうる力をいう。

権利とは，一定の利益を自分のために主張し，また，これを享受することができる法律上の能力（法律が一定の者に賦与する力）をいう。

**義務（duty / obligation）**

義務とは，法的義務はつねに権利に対応して存在し，法律によって人に課せられる拘束をいう。

義務とは，人がそれぞれの立場に応じて当然しなければならない務め，または，規範により人の内心や行動に課せられる一定の拘束のこと。

義務とは，道徳・法などの規範によって，要求される，しなくてはならない（作為義務），また，してはならない（不作為義務）こと。

しかし，権利と義務は表裏一体の物であり，その行使については責任を伴う。

☞憲法第十三条

憲法第十三条では，「すべて国民は、個人として尊重される。生命、自由及び幸福追求に対する国民の権利については、公共の福祉に反しない限り、立法その他の国政の上で、最大の尊重を必要とする」として，一人ひとりの人間がかけがえのない存在であることを確認するとともに，人が人として生きていくうえで必要不可欠な権利として，幸福を追求する権利を保障している。

☞☞民法

**（基本原則）**　☞☞民法

**第一条**　私権は、公共の福祉に適合しなければならない。

**2**　権利の行使及び義務の履行は、信義に従い誠実に行わなければならない。

**3**　権利の濫用は、これを許さない。

＜確認メモ＞

# 5. 能力（権利能力・意思能力・行為能力）

**民法**
　　**第二章　人**
　　　**第一節　権利能力**（第三条）
　　　**第二節　意思能力**（第三条の二）
　　　**第三節　行為能力**（第四条—第二十一条）

権利能力について

　　**第二章　人**
　　　**第一節　権利能力**
**第三条　私権の享有は、出生に始まる。**
2　外国人は、法令又は条約の規定により禁止される場合を除き、私権を享有する。

意思能力・権利能力・責任能力について，以下で解説する。

意思能力について

　　　**第二節　意思能力**
**第三条の二**　法律行為の当事者が意思表示をした時に意思能力を有しなかったときは、その法律行為は、無効とする。

意思能力とは，意思表示などの法律上の判断において自己の行為の結果を判断することができる能力（精神状態・精神能力）である。また，意思能力とは，有効に意思表示をする能力のことをいい，具体的には自己の行為の結果を弁識する（理解する）に足りる精神的な能力のことである。

民法第七条の「事理を弁識する能力」とは，この意思能力のことを指しており，意思能力の有無は，問題となる行為ごとに個別に判断される。一般的には，10 歳未満の子供や泥酔者，重い精神病や認知症にある者などには，意思能力がないとされている。

確認

**民法第三条の二**　法律行為の当事者が意思表示をした時に*意思能力を有しなかった*ときは、その法律行為は、*無効*とする。

私的自治の原則の基本理念は自己の意思に基づいた権利義務関係の形成の尊重にあるとされ，行為の意味を理解できない状態でなされた言動に意思表示の効力を認めることは適当ではなく民法の基本的な法理となっている。

ドイツ民法第百五条第 2 項は「意識喪失の状態または精神活動の一時的障害の状態の下でし

た意思表示」を無効とするなど，多くの国でこのような規定が民法に定められている。

日本でも判例（大判明治38年5月11日民録11輯706頁）や学説によって意思無能力者の法律行為は無効とされてきたが，民法などの実定法には具体化されていなかった。しかし，高齢化社会の進展から意思能力の考え方が重要性を増して来たために規定の新設が検討された。その結果，民法の一部を改正する法律（平成29年法律第44号）において，民法第三条の二が追加され「法律行為の当事者が意思表示をした時に意思能力を有しなかったときは、その法律行為は、無効とする。」と定められた。

意思能力の有無は，問題となる意思表示や法律行為ごとに個別に判断される。一般的には，10歳未満の幼児や泥酔者，重い精神病や認知症にある者には，意思能力がないとされる。

なお，意思能力を有しなかった者は相手方に対して現に利益を受けている限度で原状回復義務を負うにとどまる旨も明文化された（民法第百二十一条の二第3項）。

行為能力について，ただし2022年4月より改正民法では，18歳成人である。

**2021年現行民法では**

**第三節　行為能力**

**（成年）**
**第四条**　年齢二十歳をもって、成年とする。

**（未成年者の法律行為）**
**第五条**　未成年者が法律行為をするには、その法定代理人の同意を得なければならない。ただし、単に権利を得、又は義務を免れる法律行為については、この限りでない。
2　前項の規定に反する法律行為は、取り消すことができる。
3　第一項の規定にかかわらず、法定代理人が目的を定めて処分を許した財産は、その目的の範囲内において、未成年者が自由に処分することができる。目的を定めないで処分を許した財産を処分するときも、同様とする。

**（未成年者の営業の許可）**
**第六条**　一種又は数種の営業を許された未成年者は、その営業に関しては、成年者と同一の行為能力を有する。
2　前項の場合において、未成年者がその営業に堪えることができない事由があるときは、その法定代理人は、第四編（親族）の規定に従い、その許可を取り消し、又はこれを制限することができる。

**（後見開始の審判）**
**第七条**　精神上の障害により事理を弁識する能力を欠く常況にある者については、家庭裁判所は、本人、配偶者、四親等内の親族、未成年後見人、未成年後見監督人、保佐人、保佐監督人、補助人、補助監督人又は検察官の請求により、後見開始の審判をすることができる。

**（成年被後見人及び成年後見人）**
**第八条**　後見開始の審判を受けた者は、成年被後見人とし、これに成年後見人を付する。

**（成年被後見人の法律行為）**
**第九条**　成年被後見人の法律行為は、取り消すことができる。ただし、日用品の購入その他日常生活に関する行為については、この限りでない。

**（後見開始の審判の取消し）**
**第十条**　第七条に規定する原因が消滅したときは、家庭裁判所は、本人、配偶者、四親等内の親族、後見人（未成年後見人及び成年後見人をいう。以下同じ。）、後見監督人（未成年後見監督人及び成年後見監督人をいう。以下同じ。）又は検察官の請求により、後見開始の審判を取り消さなければならない。

**（保佐開始の審判）**
**第十一条**　精神上の障害により事理を弁識する能力が著しく不十分である者については、家庭裁判所は、本人、配偶者、四親等内の親族、後見人、後見監督人、補助人、補助監督人又は検察官の請求により、保佐開始の審判をすることができる。ただし、第七条に規定する原因がある者については、この限りでない。

**（被保佐人及び保佐人）**
**第十二条**　保佐開始の審判を受けた者は、被保佐人とし、これに保佐人を付する。

**（保佐人の同意を要する行為等）**
**第十三条**　被保佐人が次に掲げる行為をするには、その保佐人の同意を得なければならない。ただし、第九条ただし書に規定する行為については、この限りでない。
一　元本を領収し、又は利用すること。
二　借財又は保証をすること。
三　不動産その他重要な財産に関する権利の得喪を目的とする行為をすること。
四　訴訟行為をすること。
五　贈与、和解又は仲裁合意（仲裁法（平成十五年法律第百三十八号）第二条第一項に規定する仲裁合意をいう。）をすること。
六　相続の承認若しくは放棄又は遺産の分割をすること。
七　贈与の申込みを拒絶し、遺贈を放棄し、負担付贈与の申込みを承諾し、又は負担付遺贈を承認すること。
八　新築、改築、増築又は大修繕をすること。
九　第六百二条に定める期間を超える賃貸借をすること。
十　前各号に掲げる行為を制限行為能力者（未成年者、成年被後見人、被保佐人及び第十七条第一項の審判を受けた被補助人をいう。以下同じ。）の法定代理人としてすること。
**2**　家庭裁判所は、第十一条本文に規定する者又は保佐人若しくは保佐監督人の請求により、被保佐人が前項各号に掲げる行為以外の行為をする場合であってもその保佐人の同意を得なければならない旨の審判をすることができる。ただし、第九条ただし書に規定する行為については、この限りでない。
**3**　保佐人の同意を得なければならない行為について、保佐人が被保佐人の利益を害するおそれがないにもかかわらず同意をしないときは、家庭裁判所は、被保佐人の請求により、保佐人の同意に代わる許可を与えることができる。
**4**　保佐人の同意を得なければならない行為であって、その同意又はこれに代わる許可を得ないでしたものは、取り消すことができる。

行為能力とは，単独で有効に法律行為をなし得る地位または資格のことをいう。行為能力を欠く者，または制限される者のことを制限行為能力者（あるいは制限能力者）という。かつては行為無能力者といったが，具体的には未成年者，成年被後見人，被保佐人，一部の被補助人のことを指す。

**民法**☞民法第三節　2022 年 4 月 1 日より 18 歳成人へと法改正となる
2021.11.01 時点において

**（成年）**
**第四条**　年齢二十歳をもって、成年とする

**（未成年者の法律行為）**
**第五条**　未成年者が法律行為をするには、その法定代理人の同意を得なければならない。ただし、単に権利を得、又は義務を免れる法律行為については、この限りでない。
**2**　前項の規定に反する法律行為は、取り消すことができる。

3　第一項の規定にかかわらず、法定代理人が目的を定めて処分を許した財産は、その目的の範囲内において、未成年者が自由に処分することができる。目的を定めないで処分を許した財産を処分するときも、同様とする。

（成年）　改正
**第四条**　年齢二十歳をもって、成年とする

平成 34（2022 年）年 4 月 1 日施行
民法の一部を改正する法律　（抜粋）
民法（明治二十九年法律第八十九号）の一部を次のように改正する。
第四条中「二十歳」を「十八歳」に改める。
第七百三十一条を次のように改める。

（婚姻適齢）
第七百三十一条婚姻は、十八歳にならなければ、することができない。
第七百三十七条を次のように改める。
第七百三十七条削除
第七百四十条中「第七百三十七条」を「第七百三十六条」に改める。
第七百五十三条を次のように改める。
第七百五十三条削除
第七百九十二条中「成年」を「二十歳」に改める。
第八百四条の見出し中「未成年者」を「二十歳未満の者」に改め、同条ただし書中「成年」を「二十歳」に改める。

| 能力種別 | 意思能力 | 行為能力 | 責任能力 |
|---|---|---|---|
| 効果 | 無効：法律行為が無効になるかどうかは、意思能力の有無で決せられる。 | 取り消し得る。 | 民法では特に、「不法行為上の責任を判断しうる能力」をいう。一般的には 12 歳で責任能力を備えるとされる。<br>また心神喪失者は責任を弁識する能力を欠くとして、不法行為の損害賠償責任を負わない。 |
| 立証 | 問題となる行為ごと個別に判断されるため、行為者の年齢、行為の状況などからその有無を立証。 | 行為の主体が、法定の事由に該当することを示してその有無を立証。 | 民法だけでなく、刑法においても特に重要な能力である。<br>刑法上の責任能力の説明では、「事物の是非・善悪を弁別し、かつ、それに従って行動する能力」といわれる。 |
| 内容 | 自分の行う行為の法的な結果を予測し意味を理解できるだけの知的能力 意思能力、問題になっている行為ごとに個別に判断。おおむね 10 歳前後で備わる。 | 法律行為 契約など 遺言は 15 歳から第九六一条を単独で有効に行うことができる資格（権利行使資格）をいう。未成年や成人でも一定の者は、定型的にこうした能力が制限されている。 | 不法行為能力とも。自分の行う行為が違法であって法律上の責任が生じることを認識し違法な行為を行わないという判断ができる程度の知能。おおむね小学生以下や成人でも一定の者にはこの能力が欠ける第七一二・第七一三条 参照。 |
| | 意思能力は判断能力の有無。 | 行為能力は結果としてその者のする意思表示が有効になるかどうか。 | 責任能力とは、自らの行った行為について責任を負うことのできる能力とされる。 |

制限行為能力者の制度

法律行為が無効になるかどうかは，意思能力の有無で決せられる。

しかしその行為時において，その者に意思能力があったかどうかを判断するのは困難ということで，制限行為能力者の制度が設けられている。

| |
|---|
| 未成年者<br>成年被後見人（精神上の障害により事理を弁識する能力を欠く者）<br>被保佐人（精神上の障害により事理を弁識する能力が著しく不十分な者）<br>被補助人（精神上の障害により事理を弁識する能力が不十分な者）<br>　上記のいずれかに分類されることで都度意思能力の有無を判断する必要がなくなり、行為能力に制限が掛かっている者として一律に扱うことができる． |

行為能力との比較：意思表示あるいは法律行為の有効性に関する民法上の概念としては，意思能力のほかに，行為能力があり，立証方法やそれを欠く場合の法的効果が異なる。

行為能力とは，単独で有効に法律行為をなし得る地位または資格のことをいう。行為能力が制限される者のことを制限行為能力者という。かつては行為無能力者あるいは制限能力者と呼称されていた。制限行為能力者は民法に定められており具体的には未成年者，成年被後見人，被保佐人，同意権付与の審判（民法第十七条第１項の審判）を受けた被補助人を指す（民法第二十条第１項）。なお，同意権付与の審判を受けず代理権付与の審判（民法第八七六条の九）のみを受けている被補助人は制限行為能力者ではない（民法第二十条第１項の定義参照）。

行為能力の制度は法律行為時の判断能力が不十分であると考えられる者を保護するために設けられたものである。そもそも意思能力のない者による法律行為は無効とされるのであるが，法律行為の当事者が事後において行為時に意思能力が欠如していたことを証明することは容易でない。また，行為時の意思無能力が証明された場合には法律行為が無効となるので，その法律行為が無効となることを予期しなかった相手方にとっては不利益が大きい。そこで，民法は意思能力の有無が法律行為ごとに個別に判断されることから生じる不都合を回避し，類型的にみて法律行為における判断能力が十分ではない者を保護するため，これらの者が単独で有効に法律行為をなし得る能力（行為能力）を制限して制限行為能力者とし，その原因や程度により未成年者，成年被後見人，被保佐人，被補助人に類型化した上で，それぞれの判断能力に応じて画一的な基準により法律行為の効果を判断できるようにしたのである。そして，制限行為能力者にそれぞれ保護者を付して取消権などの権限を認め，制限行為能力者の利益となるよう適切に判断することが期待されている。保護者は具体的には，未成年者の場合には親権者又は未成年後見人，成年被後見人の場合には成年後見人，被保佐人の場合には保佐人，被補助人の場合には補助人である。

**成年・未成年　⇔　改正民法 2022 年 4 月 1 日施行　　参照**

平成 30 年 6 月 13 日，民法の成年年齢を 20 歳から 18 歳に引き下げること等を内容とする民法の一部を改正する法律が成立した。

民法の定める成年年齢は，単独で契約を締結することができる年齢という意味と，親権に服することがなくなる年齢という意味を持つものだが，これは，明治 9 年の太政官布告を引き継いだものといわれており，明治 29 年（1896 年）に民法が制定されて以来，この年齢は 20 歳と定められてきた。

成年年齢の見直しは，明治 9 年（1876 年）の太政官布告以来，約 140 年ぶりであり，18 歳，19 歳の若者が自らの判断によって人生を選択することができる環境を整備するとともに，その積極的な社会参加を促し，社会を活力あるものにする意義を有するものと考えられる。

また，女性の婚姻開始年齢は 16 歳と定められており，18 歳とされる男性の婚姻開始年齢と異なっていたが，今回の改正では，女性の婚姻年齢を 18 歳に引き上げ，男女の婚姻開始年齢を統一することとしている。このほか，年齢要件を定める他の法令についても，必要に応じて 18 歳に引き下げるなどの改正を行っている。

☞ 2022 年 4 月 1 日より改正民法
1．成年年齢を 20 歳から 18 歳に引き下げる（第四条）
2．婚姻適齢（婚姻が可能な年齢）の男 18 歳 / 女 16 歳を男女ともに 18 歳とする（第七三一条）併せて第七五三条（婚姻による成年擬制）を削除
3．養親となる者の年齢の要件『成年に達した者』を『20 歳に達した者』とする（第七九二条）

意思能力のない者による法律行為は無効とされるのに対し，未成年者，被保佐人，同意権付与の審判を受けた被補助人が，それぞれの保護者（法定代理人，保佐人，補助人）の同意を得ずにした一定の法律行為は取り消すことができるものとされ，また，成年被後見人の行為は，その保護者（成年後見人）の同意があった場合であっても取り消すことができるのが原則である。

なお，婚姻，縁組，認知，遺言など，一定の身分法上の法律行為（身分行為）については，行為能力制度（制限行為能力者制度）の適用はないものと解されている。そもそも行為能力制度（制限行為能力者制度）は制限行為能力者の取引の安全を図ることを目的としており，また，身分法上の法律行為は本人の意思を尊重する要請が強く（代理になじみにくい），類型的にみて身分法上の法律行為は財産法上の法律行為ほど要求される判断能力は高くないものと解されているからである。一般に身分行為に必要とされる判断能力は 15 歳程度の判断能力が基準とされている。遺言能力については民法上に規定がある（第九六一条・第九六二条参照）。

**第二節　意思能力**　（☞☞民法）
**第三条の二**　法律行為の当事者が意思表示をした時に意思能力を有しなかったときは、その法律行為は、無効とする。

**責任能力について**

責任能力とは，違法な行為についての法律上の責任を負担するための前提となる能力をいう。

（1）民法上，幼児，小児，心神喪失者などの責任能力のない者は他人に加えた損害について賠償義務を負わない（民法第七一二・第七一三条）。この場合の責任能力は行為能力と異なり画一的に定められるのではなく，各人につき具体的に能力の有無が判断されるが，その程度は意思能力に比べてやや高度である。ただし，判例ではその事件での監督義務者（民法第七一四条）や使用者（民法第七一五条）の責任の成否と相関的に責任能力の有無が判定される傾向があり，かなりの幅がみられる。責任能力は故意，過失の判断の前提として要求されるものであり，無過失責任の認められる場合には，理論的には，責任能力のない者にも賠償義務が生じる。また過失相殺についても，判例は一般の責任能力よりも低い年齢でこれを認めている。

責任能力とは，その行為について責任を負わせるのに必要な能力。民法上は，行為の責任を弁識するに足りる知能，すなわち単に道徳的に悪いということだけでなく，損害賠償責任が生ずることを知る知能と解されている。意思能力よりやや高度で，未成年者ではだいたい12歳前後から責任能力があるとされている。これを欠く未成年者または心神喪失者は不法行為による損害賠償責任を負わない。

（2）責任能力とは，刑法上，自己の行為の結果につき，その是非を弁別し，規範に従って行動を制御しうる能力をいう。刑法は責任能力の存在を犯罪成立の要件とし，それを行為時に要求する。したがって受刑能力とは異なる。精神の障害により自己の行為の是非につき弁別しえないか，またはその弁別に従って行動できない者は責任無能力者とされ，処罰の埒外におかれる。心神喪失者，刑事責任年齢未成年者がこれにあたる（刑法第三十九条以下）。これに対し心神耗弱者は限定責任能力者とされる。

責任能力とは，刑法上は，判例・通説では犯罪能力と解され，是非善悪を弁別し，その弁別に従って行動する能力であるとされている。刑法はこれを積極的に規定せず，14歳に満たない者の行為は罰しない（刑法第四十一条），心神喪失者は罰しない，心神耗弱者は刑を減軽するなどと（刑法第三十九条），消極的に規定している

＜確認メモ＞

## 6. 物権と債権

法律上の権利には，公権（公法上の権利）と私権とがあり，私権はさらに，物権（real rights）と債権（credit），支配権と請求権，形成権など種々に分類される。なお，自然権のように，権利が超法的な意味で用いられることもある。

私権の中でも，物権と債権は一般社会生活で馴染み深い権利である。物権とは物を支配する権利のことをいい，債権とはある特定の人（債権者）が他の特定の人（債務者）に対し，一定の行為をすることを要求することができる権利をいう。

| 物　権 | 債　権 |
|---|---|
| 物を直接支配する権利 | 人（債務者）にある行為を請求する権利 |
| 全ての人に対してその支配を主張することができる絶対的な権利 | 特定の相手（債務者）にしか主張できない相対的な権利 |
| 物への支配が侵害された場合に、排他性が有る | 物への支配が侵害された場合に、排他性は無い |

☞物を支配する権利【物権】　物権法：property law
☞人に行為を請求する権利【債権】　債権法：credit law

## 7. 法益・保護法益

法益（legal interest）とは，法令がある特定の行為を規制することによって保護し，実現しようとしている利益をいう。特に刑法に頻出する専門用語である。

法律には必ず，その法律を作出した「理由」というものがあり，例えば，人の命を守り殺人を抑止するために殺人罪を作りあげ，また，個人の財産を他人にむやみに奪われないために窃盗罪を作ったことなどが理由といえよう。

保護法益（interests protected by law）とは，その法律が守ろうとしているものをいい，従来から犯罪構成要件に該当するか否かの判定にも使われてきた。

また刑法は，社会の安寧を維持するため，国家権力の行使として必要な面を持つ一方において，国家権力がむやみやたらに行使されて，理不尽な理由で人を死刑にしたり，懲役刑にしたりするなどの権力濫用をさせないために，国家権力自体を縛るものとしても存在するといえる。

＜確認メモ＞

## 8. 時効（取得時効と消滅時効）

確認 ☞（民法／刑法）

☞**民法**：
**第七章　時効**
**第一節　総則**（第百四十四条～第百六十一条）
**第二節　取得時効**（第百六十二条～第百六十五条）
**第三節　消滅時効**（第百六十六条～第百七十四条）

☞**刑法**：
**第六章　刑の時効及び刑の消滅**（第三十一条～第三十四条の二）

時効（time limit）には，取得時効と消滅時効があり，権利の得喪を明確にして社会生活の安定を求める制度である。

時効とは，法律で，一定の事実状態が一定期間継続した場合に，真実の権利関係に合致するかどうかを問わずに，その事実状態を尊重して「権利の取得・喪失」という法律効果を認める制度である。また，これは犯罪が発生して一定期間が経つと，公訴提起時効など起訴できなくなることもいう。継続してきた事実関係や権利の得喪を明確にし，社会生活の安定を維持するために，民法や刑法において時効が重要視される。

民法上の取得時効は，acquisitive prescription / positive prescription で表現され，また民法上の消滅時効は extinctive prescription / negative prescription で表現される。一方，訴追のための刑法上の時効は，the statute of limitations で表現される。

＜確認メモ＞

## 9. 構成要件該当性・違法性・責任

これらの要素は，特に刑法の解釈において犯罪等への該当性判定のため有用性が高い。

| | |
|---|---|
| 構成要件該当性 | 刑法の刑罰法規（条文等）に該当すること。構成要件該当性は，違法性推定機能をも併せ持つ。 |
| 違法性 | 違法性阻却事由に当たる刑法第三十五条の正当行為や刑法第三十六条の正当防衛など有無を考慮する。 |
| 責任（有責性） | 刑法第三十九条により心神耗弱や心神喪失のものは罰しない<br>刑法第四十一条により 14 歳未満のものは罰しない<br>これら以外の該当者で有責性について考慮する． |

心神喪失者（insanity person）とは，精神の障害によって，事柄の是非善悪を弁《わきま》えることができず，あるいはその弁えに従って行動することができない場合をいう。

責任無能力者となり，犯罪は成立しない。しかし，精神医療の措置がとられる。

心身耗弱者（quasi-insanity person）とは，心神喪失の常況にあるとはいえない程度で，精神の障害によって，是非善悪を弁える力，その弁えによって行為する力が著しく低下している場合をいう。

限定責任能力者となり，必ず，刑が減軽される。

判断能力があっても 13 歳未満は，刑事責任は問われない。このため刑法ではなく，少年法により対応が定められている。年少者は可塑性があり，刑事処罰を控えめにする政策的判断により，刑法第四十一条の責任年齢により 14 歳と規定されている。

＜確認メモ＞

## 10. 取消・撤回・無効の意味と効果

**民法　第四節　無効及び取消し**（第百十九条～第百二十六条を参照）

| | |
|---|---|
| 無　効 | 法律行為の効果が最初から発生していない，無かったものとして取り扱われること。<br>公序良俗に反する法律行為や虚偽表示・心裡留保による意思表示など。 |
| 取　消 | 法律行為の効果を元に戻って消滅させる<br>制限行為能力者の行為や詐欺・強迫などによる意思表示など。 |
| 撤　回 | 撤回されるまでは処分の効力は有効であり，将来に向かってのみ法律行為の効果を消滅させる。 |

「無効」は，始めから何も無い，もともと効果が無い，という意味である。

「取消」は，一度有効に成立したものを，取り消して始めから無かったことにすること。

相違点は，無効も取消も，法律行為の効果を最初から否定するものだが，無効は最初からまったく効力を発生せず，原則として誰からでも主張できるのに対し，取消の場合には，一旦は効力は発生し，取消原因がある場合に，取消権者が取消という意思表示を行ったときに始めに遡って無効になるという違いがある。

「撤回」は，撤回された時点から，将来に向かって，その処分の効力が無いものとなる。

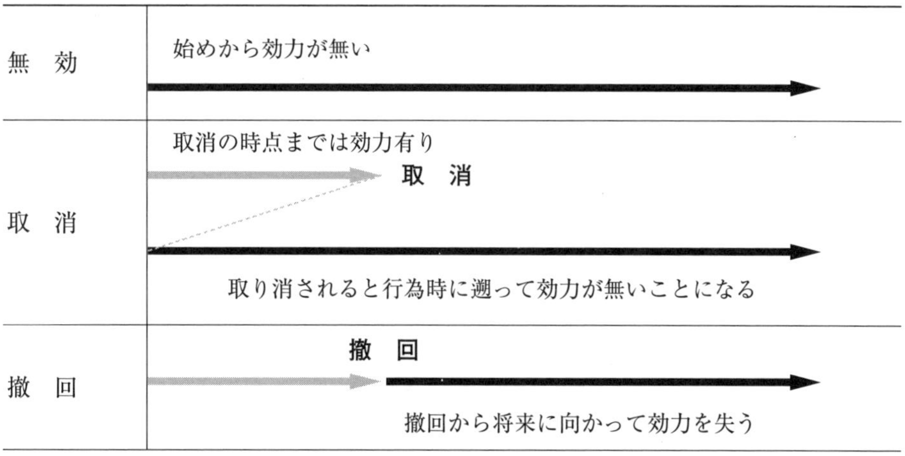


**図 10.1**　無効・取消・撤回

契約（contract）は，契約の内容を示してその締結を申し入れる意思表示（以下「申込み」という。）に対して相手方が承諾をしたときに成立する。契約の成立には，法令に特別の定めがある場合を除き，書面の作成その他の方式を具備することを要しない。

## 11. 原状回復義務

原状回復義務とは，もともとの状態である原状回復（restitution）する義務を意味しており，契約（contract）によって履行された給付（payment）をその解除（dissolution）によって契約前の状態に戻す義務をいう（民法第五四五条第１項本文）。契約の解除は，有効に成立した契約の効力を当初に遡って消滅せしめるものであるから，契約によって給付がなされていれば，それがなかったときと同一の状態（原状）に戻す義務を生ずる。

☞民法第五四五条第１項

> （解除の効果）　（☞☞民法）
> **第五百四十五条**　当事者の一方がその解除権を行使したときは、各当事者は、その相手方を原状に復させる義務を負う。ただし、第三者の権利を害することはできない。
> ２　前項本文の場合において、金銭を返還するときは、その受領の時から利息を付さなければならない。
> ３　第一項本文の場合において、金銭以外の物を返還するときは、その受領の時以後に生じた果実をも返還しなければならない。
> ４　解除権の行使は、損害賠償の請求を妨げない。

＜確認メモ＞

## 12. 代理・代理人

> **民法　第三節　代理**（第九十九条―第百十八条）を参照

**民法第九十九条**　代理人がその権限内において本人のためにすることを示してした意思表示は、本人に対して直接にその効力を生ずる。

代理人（representation/agent）のした法律効果は本人に帰属するのである。

確認 （代理行為と効果）

**第三節　代理**　☞☞民法

**（代理行為の要件及び効果）**

**第九十九条**　代理人がその権限内において本人のためにすることを示してした意思表示は、本人に対して直接にその効力を生ずる。

**２**　前項の規定は、第三者が代理人に対してした意思表示について準用する。

**（本人のためにすることを示さない意思表示）**

**第百条**　代理人が本人のためにすることを示さないでした意思表示は、自己のためにしたものとみなす。ただし、相手方が、代理人が本人のためにすることを知り、又は知ることができたときは、前条第一項の規定を準用する。

**（代理行為の瑕疵《かし》）**

**第百一条**　代理人が相手方に対してした意思表示の効力が意思の不存在、錯誤、詐欺、強迫又はある事情を知っていたこと若しくは知らなかったことにつき過失があったことによって影響を受けるべき場合には、その事実の有無は、代理人について決するものとする。

**２**　相手方が代理人に対してした意思表示の効力が意思表示を受けた者がある事情を知っていたこと又は知らなかったことにつき過失があったことによって影響を受けるべき場合には、その事実の有無は、代理人について決するものとする。

**３**　特定の法律行為をすることを委託された代理人がその行為をしたときは、本人は、自ら知っていた事情について代理人が知らなかったことを主張することができない。本人が過失によって知らなかった事情についても、同様とする。

**（代理人の行為能力）**

**第百二条**　制限行為能力者が代理人としてした行為は、行為能力の制限によっては取り消すことができない。ただし、制限行為能力者が他の制限行為能力者の法定代理人としてした行為については、この限りでない。

**（権限の定めのない代理人の権限）**

**第百三条**　権限の定めのない代理人は、次に掲げる行為のみをする権限を有する。

一　保存行為

二　代理の目的である物又は権利の性質を変えない範囲内において、その利用又は改良を目的とする行為

確認 （表見代理・無権代理・権限踰越の代理など）

**（代理権授与の表示による表見代理等）**

**第百九条**　第三者に対して他人に代理権を与えた旨を表示した者は、その代理権の範囲内においてその他人が第三者との間でした行為について、その責任を負う。ただし、第三者が、その他人が代理権を与えられていないことを知り、又は過失によって知らなかったときは、この限りでない。

**２**　第三者に対して他人に代理権を与えた旨を表示した者は、その代理権の範囲内においてその他人が第三者との間で行為をしたとすれば前項の規定によりその責任を負うべき場合において、その他人が第三者との間でその代理権の範囲外の行為をしたときは、第三者がその行為についてその他人の代理権があると信ずべき正当な理由があるときに限り、その行為についての責任を負う。

**（権限外の行為の表見代理）**

**第百十条**　前条第一項本文の規定は、代理人がその権限外の行為をした場合において、第三者が代理人の権限があると信ずべき正当な理由があるときについて準用する。

**（代理権の消滅事由）**

**第百十一条**　代理権は、次に掲げる事由によって消滅する。

一　本人の死亡

二　代理人の死亡又は代理人が破産手続開始の決定若しくは後見開始の審判を受けたこと。

**２**　委任による代理権は、前項各号に掲げる事由のほか、委任の終了によって消滅する。

（代理権消滅後の表見代理等）

**第百十二条**　他人に代理権を与えた者は、代理権の消滅後にその代理権の範囲内においてその他人が第三者との間でした行為について、代理権の消滅の事実を知らなかった第三者に対してその責任を負う。ただし、第三者が過失によってその事実を知らなかったときは、この限りでない。

2　他人に代理権を与えた者は、代理権の消滅後に、その代理権の範囲内においてその他人が第三者との間で行為をしたとすれば前項の規定によりその責任を負うべき場合において、その他人が第三者との間でその代理権の範囲外の行為をしたときは、第三者がその行為についてその他人の代理権があると信ずべき正当な理由があるときに限り、その行為についての責任を負う。

（無権代理）

**第百十三条**　代理権を有しない者が他人の代理人としてした契約は、本人がその追認をしなければ、本人に対してその効力を生じない。

2　追認又はその拒絶は、相手方に対してしなければ、その相手方に対抗することができない。ただし、相手方がその事実を知ったときは、この限りでない。

☞代理はRI規制法にて頻出！

## 13. 法・法律

法律（law）とは，社会生活を保つために定めた，国家的支配的な規範と定義されている。

法は，道徳などとは区別される社会規範の一種であり，一定の行為を命令・禁止・授権することが一般的な法の属性である。

特に罰則については，憲法第三十九条で，遡って処罰してはならないと明文化し，遡及処罰の禁止を規定しているから，絶対に遡及適用（遡って）はできない。

法律の停止・廃止・執行につき一覧にて示す。

| | |
|---|---|
| 法律の停止 | ある法律の効力を一定期間停止し，その効力が全然働かない状態にしておくこと。しかし，当該法律は，依然として存在し続ける。 |
| 法律の廃止 | ある法律を新たな立法措置により消滅させてしまうこと。したがって，当該法律の存在自体が無くなってしまう。 |
| 法律の失効 | ある法律の効力が，新たな立法措置によることなく自動的に失われること。 |

＜確認メモ＞

## 14. 法のピラミッド：Pyramid of legislation

日本の憲法は，第一条～第百三条からなる法律であり，国の基本となる唯一の「最高法規」である。法律は，憲法で定められた基本方針に基づいて，国会が制定するものである。法律には「民法」「刑法」「地方自治法」など，さまざまなものがあるが，憲法に違反する内容の法律を制定することはできない。

憲法第九十八条には,「この憲法は、国の最高法規であって、その条規に反する法律、命令、詔勅及び国務に関するその他の行為の全部又は一部は、その効力を有しない。」と定められており，憲法に違反する法律は無効となる。(根拠)

憲法と法律の違いについての考え方は，憲法は「国家権力」「国家統治」に向けられた法規範であるのに対し，法律は「国民」に向けられた法規範であるなどと説明されることもある。

法律は，日本国憲法（国家統治の基礎を定める法律）第四十一条「国会は国権の最高機関であって、国の唯一の立法機関である。」の規定から，国会の議決によって制定される社会規範（社会統制の基準）であるといえる。

一般的には，法律・政令（施行令）・省令（施行規則）・告示が法令と呼ばれている。

しかし，法令はまた，法律及び法律に基づく命令（告示を含む），条例及び地方公共団体の執行機関の規則（規定を含む）をいう場合があり，行政手続法第二条第1項に規定されている。

法令には所管事項があり，憲法第四十一条のほか同法第五十八条第２項，同法第七十七条第１項に基づく所管事項がある。

日本国憲法第七十三条第六号（「この憲法及び法律の規定を実施するために、政令を制定すること。但し、政令には、特にその法律の委任がある場合を除いては、罰則を設けることが出来ない。」）の規定によって，内閣に認められたもので，憲法・法律の規定を実施するために制定された執行命令に分類される政令と，法律の委任に基づいて指定される委任命令に分類される政令がある。しかし，独立命令は認められない。

確認　☞執行命令・委任命令

> **（定義）**　☞☞行政手続法
> **第二条**　この法律において、次の各号に掲げる用語の意義は、当該各号に定めるところによる。
> 一　法令　法律、法律に基づく命令（告示を含む。）、条例及び地方公共団体の執行機関の規則（規程を含む。以下「規則」という。）をいう。

＜確認メモ＞

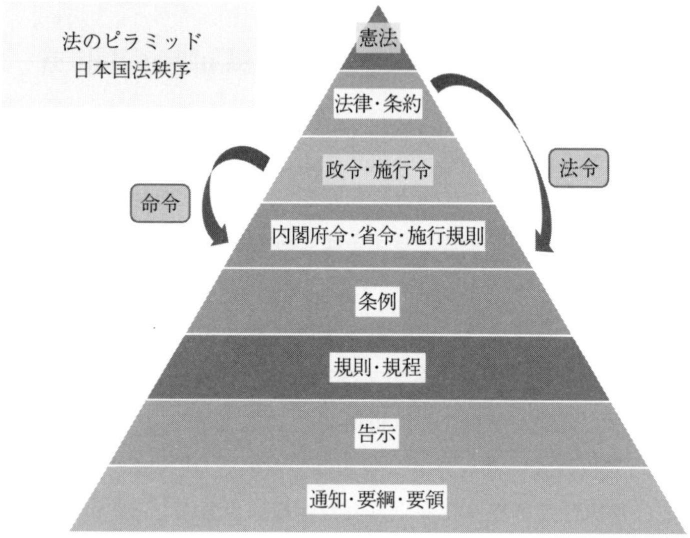


**図 14.1**　法のピラミッド

憲法に違反するか否かを，誰が判断するのかについては，憲法第八十一条で,「最高裁判所は、一切の法律、命令、規則又は処分が、憲法に適合するかしないかを決定する権限を有する終審裁判所である。」と定められており，これにより最終的には，憲法違反については，最高裁判所が判断することになる。

違憲には，法律自体が憲法に違反しているという「法令違憲」と，法律自体は合憲だけれども，ある具体的な場面においてその法律を適用させることが憲法に違反するという「適用違憲」がある。

☞ 法令違憲・適用違憲

☞☞ ※ 法律は憲法で定められた基本方針に基づいて制定されるため，憲法に違反する内容の法律を制定することはできない。

＜確認メモ＞

# 15. 法文の読み方

条・項・号の表記については，以下のとおりである。

条：第一条は漢数字である．

（ただし，原文縦書きの第三三条の表示を本書では横書きのため第三十三条にて表わす。また第三〇三条を第三百三条にて表わす。）本法の漢字と算用数字は踏襲する。

項：第１項は省略され，表記されないが存在する。第２項から算用数字で記載される。

号：第一号は漢数字である。

法律等条文の正確な読み方は重要であるが，意外なことに無視されている場合が多い。このため法律等条文の読み方の基礎的な作法を記す。一度理解すればよく，また，決まり事であるから，関係法規については，この基礎事項を熟知してからスタートすべきと考える。

条・項・号についてである。

第三条 ⇒ 条は漢字，第２項 ⇒ 項は算用数字（ただし１項は表示されないで２項から記される），

各法律により項は2・3であったり②・③で表示されるが算用数字は同様である。

第三号 ⇒ 号は漢字で示されるという決まりがある。

関係法規の定義：放射線に関して，どの領域分野で何の事柄に密接に関連しているのかを規定する法律および規則が関係法規である。

**【記述時の決め事】**

例えば，昭和三十二年法律第百六十七号の放射性同位元素等に関する規制法が令和元年九月一日に施行されたが，〇〇法××条△△項◆◆号　の読み方と実例で下線部分にて示す。

この決め事（作法）に従って例示すると，××条は漢字一・二で表記，△△項は２・３または②・③で表記，◆◆号は漢字三・四で表記することとなる。

☞表示にて参照条文を確認せよとの合図とした。

＜確認メモ＞

☞（決め事の例示として放射性同位元素等に関する規制法の第二章第三条を用いる）

> **第二章　使用の許可及び届出、販売及び賃貸の業の届出並びに廃棄の業の許可**
>
> **（使用の許可）**
>
> **第三条**　**（第１項は通常省略）** 放射性同位元素であってその種類若しくは密封の有無に応じて政令で定める数量を超えるもの又は放射線発生装置の使用（製造（放射性同位元素を製造する場合に限る。）、詰替え（放射性同位元素の詰替えをする場合に限り、廃棄のための詰替えを除く。）及び装備（放射性同位元素装備機器に放射性同位元素を装備する場合に限る。）を含む。以下同じ。）をしようとする者は、政令で定めるところにより、原子力規制委員会の許可を受けなければならない。ただし、第十二条の五第二項に規定する表示付認証機器（以下この項、次条及び第三条の三において「表示付認証機器」という。）の使用をする者（当該表示付認証機器に係る第十二条の六に規定する認証条件（次条において「認証条件」という。）に従った使用、保管及び運搬をするものに限る。）及び第十二条の五第三項に規定する表示付特定認証機器（次条及び第四条において「表示付特定認証機器」という。）の使用をする者については、この限りでない。
>
> ２（項）　前項本文の許可を受けようとする者は、次の事項を記載した申請書を原子力規制委員会に提出しなければならない。
>
> 一（号）　氏名又は名称及び住所並びに法人にあっては、その代表者の氏名
>
> 二（号）　放射性同位元素の種類、密封の有無及び数量又は放射線発生装置の種類、台数及び性能
>
> 三（号）　使用の目的及び方法
>
> 四（号）　使用の場所
>
> 五（号）　放射性同位元素又は放射線発生装置の使用をする施設（以下単に「使用施設」という。）の位置、構造及び設備
>
> 六（号）　放射性同位元素を貯蔵する施設（以下単に「貯蔵施設」という。）の位置、構造、設備及び貯蔵能力
>
> 七（号）　放射性同位元素及び放射性汚染物を廃棄する施設（以下単に「廃棄施設」という。）の位置、構造及び設備

以上が，××条は漢字一・二で，△△項は２・３や②・③で，◆◆号は漢字三・四の例示である。

## 16. 法律・法律施行令・施行規則・通達

法律は，憲法で定める方法により，国会の議決を経て制定され，ある分野に関する基本事項を述べ，詳細は「命令」に記載される。

命令は，政令，省令といった法律に基づいて行政機関が制定する。

「政令」は内閣が，「府令」は内閣府などの行政機関が，「省令」は文科省等の行政機関が，「規則」は原子力規制委員会などの委員会が制定する。

法律施行令は，法律の施行《しこう》のための細則，または法律の委任に基づく事項を定めた命令である。実施命令ともいうが，通常政令の形式をとるものをいう。

施行規則は，法令施行のために必要な細則，法律または政令の委任に基づく事項を定めた規則・命令の総称をいう。

法令の施行に必要な細則や，法律・政令の委任に基づく事項などを定めた規則である。

通達は，行政機関において作成・発出される文書形態の一つであり，行政官庁が，所轄の諸機関や職員などに対して，ある指示事項を通知することをいう。

## 17. 公 法 ・ 私 法

公法（public law）は憲法や行政法，刑法，訴訟法などのように，国や地方団体と，国民や住民といった構成員との統治関係を規律する法律である。それに対して民法や商法などの私法（private law）は個人相互の私的な関係を規律する法律である。

公法は基本的に権力関係を規律する法であり，私法は対等関係を規律する法である。

公法は，構成員との統治関係を規律する法律である。私法は，個人と個人の私的な生活関係を規律している法律である。

## 18. 各種の関係法規・関係法令（基本法）

一般的には，基本法とは，国政に重要なウェイトを占める分野について国の制度，政策，対策に関する基本方針・原則・準則・大綱を明示したものであるといわれている。もちろん,「基本法」という名称が付かない法律にもこうした性格を有するものはあるが，題名に「基本法」という名称が付く法律は，一定の共通する特質を有しており，一般の法律と比べ特徴的な法形式であるということができる。

基本法の特質として，まず，それが憲法と個別法との間をつなぐものとして，憲法の理念を具体化する役割を果たしているといわれる。

たとえば，教育基本法（basic education law）は，その制定の経緯，内容等から，日本国憲法の下での教育の基本について定めたものであり，憲法の補完法的な性格を有するものとされている。

こうした基本法の出現を背景に，最近では，憲法 → 法律 → 命令という段階的な法体系が，あたかも憲法 → 基本法 → 法律 → 命令という法体系に変容していると語られることもある。

基本法は，国の制度・政策に関する理念，基本方針を示すとともに，それに沿った措置を講ずべきことを定めているのが通常である「親法」として優越的な地位をもち，当該分野の施策の方向付けを行い，他の法律や行政を指導・誘導する役割を果たしている。一般的に，基本法の規定から直ちに国民の具体的な権利・義務までが導き出されることはなく，それが裁判規範として機能することもほとんどない。

＜確認メモ＞

## 19. 放射線（radiation）

☞放射性同位元素等の規制に関する法律・電離放射線障害防止規則・原子力基本法・核燃料物質，核原料物質，原子炉及び放射線の定義に関する政令・診療放射線技師法など参照

### 放射線の定義（definition of the radiation）

参考　☞放射性同位元素等による放射線障害の防止に関する法律（旧法）　第二条による定義

放射性同位元素等による放射線障害の防止に関する法律（旧法）
（定義）
第二条　この法律において「放射線」とは、原子力基本法第三条第五号に規定する放射線をいう。
2項　この法律において「放射性同位元素」とは、りん三十二、コバルト六十等放射線を放出する同位元素及びその化合物並びにこれらの含有物（機器に装備されているこれらのものを含む。）で政令で定めるものをいう。
3項　この法律において「特定放射性同位元素」とは、放射性同位元素であって、その放射線が発散された場合において人の健康に重大な影響を及ぼすおそれがあるものとして政令で定めるものをいう。
4項　この法律において「放射性同位元素装備機器」とは、硫黄計その他の放射性同位元素を装備している機器をいう。
5項　この法律において「放射線発生装置」とは、サイクロトロン、シンクロトロン等荷電粒子を加速することにより放射線を発生させる装置で政令で定めるものをいう。

放射性同位元素等の規制に関する法律（昭和三十二年法律第百六十七号）
**（定義）**
**第二条**　この法律において「放射線」とは、原子力基本法第三条第五号に規定する放射線をいう

電離放射線障害防止規則
**第二条**　この省令で「電離放射線」（以下「放射線」という。）とは、次の粒子線又は電磁波をいう。
**一**　アルファ線、重陽子線及び陽子線
**二**　ベータ線及び電子線
**三**　中性子線
**四**　ガンマ線及びエックス線

原子力基本法（Atomic Energy Basic Law）
**（定義）**
**第三条**　この法律において次に掲げる用語は、次の定義に従うものとする。
**一**　「原子力」とは、原子核変換の過程において原子核から放出されるすべての種類のエネルギーをいう。
**二**　「核燃料物質」とは、ウラン、トリウム等原子核分裂の過程において高エネルギーを放出する物質であって、政令で定めるものをいう。
**三**　「核原料物質」とは、ウラン鉱、トリウム鉱その他核燃料物質の原料となる物質であって、政令で定めるものをいう。
**四**　「原子炉」とは、核燃料物質を燃料として使用する装置をいう。ただし、政令で定めるものを除く。
**五**　「放射線」とは、電磁波又は粒子線のうち、直接又は間接に空気を電離する能力をもつもので、政令で定めるものをいう。

「核燃料物質、核原料物質、原子炉及び放射線の定義に関する政令」では，

1）　アルファ線、重陽子線、陽子線その他の重荷電粒子線およびベータ線

2）　中性子線

3）　ガンマ線及び特性エックス線（軌道電子捕獲に伴って発生するものに限る）

4）　1メガ電子ボルト以上のエネルギーを有する電子線及びエックス線

を放射線と定義する。

> 診療放射線技師法　第二条
> （**定義**）
> **第二条**　この法律で「放射線」とは、次に掲げる電磁波又は粒子線をいう。
> **一**　アルファ線及びベータ線
> **二**　ガンマ線
> **三**　百万電子ボルト以上のエネルギーを有する電子線
> **四**　エックス線
> **五**　その他政令で定める電磁波又は粒子線

☞☞各論の「放射線」定義も参照

＜確認メモ＞

## 20.　放射性同位元素

☞放射性同位元素等の規制に関する法律・電離放射線障害防止規則

放射性同位元素については次のように定義される。

> 放射性同位元素等の規制に関する法律
> （**定義**）
> **第二条**　この法律において「放射線」とは、原子力基本法第三条第五号に規定する放射線をいう。
> **2**　この法律において「放射性同位元素」とは、りん三十二、コバルト六十等放射線を放出する同位元素及びその化合物並びにこれらの含有物（機器に装備されているこれらのものを含む。）で政令で定めるものをいう。
> **3**　この法律において「特定放射性同位元素」とは、放射性同位元素であって、その放射線が発散された場合において人の健康に重大な影響を及ぼすおそれがあるものとして政令で定めるものをいう。
> **4**　この法律において「放射性同位元素装備機器」とは、硫黄計その他の放射性同位元素を装備している機器をいう。
> **5**　この法律において「放射線発生装置」とは、サイクロトロン、シンクロトロン等荷電粒子を加速することにより放射線を発生させる装置で政令で定めるものをいう。

放射性同位元素は，放射線を放出する同位元素，及びその化合物並びにこれらの含有物（機器に装備されているもの）で政令により定められる。

かつ，放射線を放出する同位元素の数量及び濃度のいずれもが原子力規制委員会の定める下限数量，及び下限濃度を超えるものとする。

密封小線源：そのもの１つを判定

非密封小線源：事業所に存在する数量及び容器１つあたりの濃度

> 放射性同位元素等の規制に関する法律
>
> （**定義**）
>
> **第二条**　この法律において「放射線」とは、原子力基本法第三条第五号に規定する放射線をいう。
>
> **2**　この法律において「放射性同位元素」とは、りん三十二、コバルト六十等放射線を放出する同位元素及びその化合物並びにこれらの含有物（機器に装備されているこれらのものを含む。）で政令で定めるものをいう。

定義：放射性同位元素等による放射線障害の防止に関する法律（旧法）第二条による

放射性同位元素の定義：

放射性同位元素を含む物質で，平成十二年科学技術庁告示第五号（放射線を放出する同位元素の数量等を定める件）の別表１（以下，単に別表１とする）に定める量及び濃度を超えるもの。ただし，ウラン等の核燃料及び原料，医薬品，医療機器に装備されたものは，それぞれ核原料物質，核燃料物質及び原子炉の規制に関する法律，医薬品医療機器等法，医療法で規制されるので除外する。

定義：電離放射線障害防止規則による

第二条第２項では，この省令で「放射性物質」とは，放射線を放出する同位元素（以下「放射性同位元素」という。），その化合物及びこれらの含有物で，次の各号のいずれかに該当するものをいう，とされる。

＜確認メモ＞

# 21. 放射線発生装置・診療用放射線照射装置・診療用放射線照射器具

☞医療法施行規則

医療法施行規則　第三十条の十四

| | |
|---|---|
| 放射線発生装置 | 荷電粒子を加速することにより放射線を発生させる装置（放射性同位元素装備機器で定める）<br>サイクロトロン<br>シンクロトロン<br>シンクロサイクロトロン<br>直線加速器<br>ベータトロン<br>ファン・デ・グラーフ型加速器<br>コッククラフト・ワルトン型加速器<br>変圧器型加速器<br>マイクロトロン<br>プラズマ発生装置 |
| 診療用放射線照射装置 | （密封放射性同位元素で下限数量の 1000 倍を超える）60Co 遠隔照射装置，192Ir 高線量率腔内照射装置等<br>3.7 GBq を超える密封放射性同位元素を装備した放射線照射機器<br>血液照射装置 |
| 診療用放射線照射器具 | （密封放射性同位元素で下限数量の 1000 倍以下）ラジウム針・管，コバルト針・管，125I，198Au 密封小線源等<br>3.7 MBq を超え 3.7 GBq 以下の密封放射性同位元素を装備した放射線照射機器<br>密封小線源 |
| 診療用放射性同位元素 | 密封されていない放射性医薬品<br>核医学診断，治療室 |
| 診療用放射性同位元素，<br>PET 用放射性同位元素 | （医薬品であり非密封の放射性同位元素）<br>99mTc，123I，201Tl，18F 等 |

＜確認メモ＞

# 22. 健 康 診 断

☞放射性同位元素等の規制に関する法律・電離放射線障害防止規則（電離則）

放射線業務従事者への健康診断については細目が決まっている。

健康診断の頻度は管理区域に入る前と，入った後は放射線障害防止施行規則では１年，電離放射線障害防止規則，人事院規則では６ヵ月を超えない期間ごとに実施する必要がある。

以下に各内容を対比する。

**1）問診**

被ばく歴の有無，被ばく歴有の場合（技師はこれ）は，作業場所や期間等を問診する。

被ばく：1メガ電子ボルト未満のエネルギーを有する電子線及びエックス線

**2）検査**

血液検査（血色素量，赤血球数，白血球数，白血球数百分率），皮膚と目

| 放射性同位元素等の規制に関する法律 | |
|---|---|
| 実施 | 初めて管理区域に立入前<br>立入後は１年を超えない期間毎に１回 |
| 問診 | 被ばく歴の有無<br>（有の場合）<br>作業場所，内容，期間，線量，障害の有無，その他（被ばく状況） |
| 検査・検診 | 項目：血液検査，皮膚，眼，その他（特に規定なし）<br>初回は「血液検査＋皮膚」は必ず行い，医師が必要と判断した場合は「眼」も実施する。<br>立入後は医師が必要と判断した場合に限り，全項目実施する。 |
| 記録・保存 | 永久保存<br>該当者が従事者でなくなった場合，５年保存後に指定期間に引き渡す。 |

| 電離放射線障害防止規則（電離則） | |
|---|---|
| 実施 | 雇い入れ又は放射線業務に配置替えの時<br>従事後は６ヵ月を超えない期間毎に１回 |
| 問診 | 被ばく歴の有無<br>（有の場合）<br>作業場所，内容，期間，障害の有無<br>前回の健診までの累積実効線量<br>前回 - 今回までの実効線量ならびに，眼及び皮膚の等価線量 |

| | |
|---|---|
| 検査・検診 | 項目：血液検査，皮膚，眼（白内障について）<br>雇入，配置替えの場合は原則全項目だが，使用する線源によっては「眼」を省略可能。<br>従事後は前年1年, 当年1年間ともに実効線量5 mSvを超えない(恐れがない)場合で医師が不必要と判断した場合は一部，もしくは全項目が省略可能。 |
| 記録・保存 | 電離放射線健康診断個人票（所定のフォーマット）に記録。<br>30年間保存（5年保存後に指定機関に引き渡し可能） |

| 人事院規則（国家公務員が対象） | |
|---|---|
| 実施 | 採用時，または配置替えの時<br>従事後は6ヵ月を超えない期間毎に1回 |
| 問診 | 被ばく経歴の評価 |
| 検査・検診 | 項目：血液検査，皮膚，眼（白内障について）<br>採用，配置替えの場合は原則全項目だが，使用する線源によっては「眼」を省略可能。<br>従事後は前年1年, 当年1年間ともに実効線量5 mSvを超えない(恐れがない)場合，医師が必要と判断した場合は一部，もしくは全項目を行う。<br>その他の場合は医師が不必要と判断した場合は一部，もしくは全項目が省略可能。 |
| 記録・保存 | 規定なし |

＜確認メモ＞

# 23. 管　理　区　域

☞医療法施行規則　第三十条の十四の三　第三十条の十六

※ 管理区域

1）外部放射線に係る線量が実効線量で3ヵ月あたり1.3ミリシーベルト（mSv）を超えるおそれのある区域。

2）空気中の放射性同位元素の濃度については、3ヵ月間の平均濃度が空気中濃度限度＊の10分の1を超えるおそれのある区域。

3）汚染された物体の表面の放射能密度が表面密度限度の10分の1を超えるおそれのある区域

放射線を使用する区域は，環境管理の対象である。

環境管理とは，作業環境および放射線施設周辺の空間線量当量および汚染状況のモニタリングである。

管理区域の定義は以下のとおりである．

1）3 月（3 ヵ月）の実効線量が 1.3 mSv で通常 1.3 mSv/500 h とする

2）空気中濃度の 3 ヵ月間平均が濃度限度値の 1/10 以上

3）汚染密度が表面密度限度の 1/10

　$\alpha$ 放出核種で 0.4 Bq/$cm^2$，$\beta$・$\gamma$ 放出核種で 4 Bq/$cm^2$

4）1）～3）のリスクの割合が 1 を超える場所

| 管理区域の設置基準 | |
|---|---|
| 外部放射線による実効線量（外部被ばく） | 1.3 mSv/3 月（3 ヵ月） |
| 空気中 3 ヵ月間の平均濃度（内部被ばく） | 空気中濃度限度の 1/10（核種が 1 種）<br>空気中濃度限度の 1/10 に対する 3 ヵ月間の平均濃度の比の和が 1（核種が複数） |
| RI によって汚染された物の表面密度（表面汚染） | 表面密度の 1/10 |
| 外部被ばくと内部被ばくの複合汚染<br><br>割合Ⅰと割合Ⅱの和は 1 である | 外部放射線による 3 ヵ月間の実効線量である 1.3 mSv に対する割合（割合Ⅰ）<br>空気中 3 ヵ月間の平均濃度の空気中濃度限度の 1/10 に対する割合（割合Ⅱ） |

☞医療法施行規則　第三十条の十四の三第一項第五号　第三十条の十六（管理区域）

**第三十条の十四の三** 第一項第五号

**五**　管理区域（外部放射線の線量、空気中の放射性同位元素の濃度又は放射性同位元素によって汚染される物の表面の放射性同位元素の密度が第三十条の二十六第三項に定める線量、濃度又は密度を超えるおそれのある場所をいう。以下同じ。）の境界には、さく等を設け、管理区域である旨を示す標識を付すること。

**第三十条の十六**　病院又は診療所の管理者は、病院又は診療所内における管理区域に、管理区域である旨を示す標識を付さなければならない。

**2**　病院又は診療所の管理者は、前項の管理区域内に人がみだりに立ち入らないような措置を講じなければならない。

参考

| 場　所 | 実効線量限度 |
|---|---|
| 一般病室 | 1.3 mSv/3 月 |
| 病院の居住区域 | 250 μSv/3 月 |
| 管理区域の境界 | 1.3 mSv/3 月 |
| 病院の敷地の境界 | 250 μSv/3 月 |
| 放射線治療病室の画壁の外側 | 1 mSv/ 週 |

## 24. 特許・許可・申請・届出（制）

特許（patent）とは，法令の定める手続により，国が発明者またはその承継人に対し，特許権を付与する行政行為である。

許可（permission）とは，行政法上ある行為が一般的に禁止されている場合，それを解除し適法に行為できるようにする行政行為。例えば飲食店営業の許可，自動車運転免許がそれにあたる。

認可（ratification/sanction）とは，行政庁が第三者の行為を補充してその法律上の効力を完成させる行政行為。例えば銀行の合併の認可，保育所の設立の認可など。

申請（application）とは，一般に，官公庁などの処理機関に対して，自己の希望を申し立て，一定の許可等の効果を求めることをいう。日本法上では，各法分野において多岐に用いられており，行政法上では，行政庁に対し許可・認可などを求めること。訴訟法上は，「申立て」と同じ意味で用いられる。

届出（制）（notification）とは，ある行為を行うに当たって，監督官庁に事前通知する義務を課した制度を指す。監督官庁は，違法行為に直結するとの証拠がない限り，届出を却下できない。

届出（制）とは，行政手続法第二条では，「行政庁に対し一定の事項の通知を申請に該当するものを除きする行為であって、法令により直接に当該通知が義務付けられているもの、自己の期待する一定の法律上の効果を発生させるためには当該通知をすべきこととされているものをいう。」と定義されている。

届出が届出書の記載事項に不備がないこと，届出書に必要な書類が添付されていることその他の法令に定められた届出の形式上の要件に適合している場合は，当該届出が法令により当該届出の提出先とされている機関の事務所に到達したときに，当該届出をすべき手続上の義務が履行されたものとされている。

＜確認メモ＞

## 25. 放射線施設

放射線施設は（放射性同位元素等の規制に関する法律）により，以下に分けられる。

・使用施設：許可使用，届出使用，表示付認証機器使用

・廃棄物詰替施設

・貯蔵施設

・廃棄物貯蔵施設又は廃棄施設

## 26. 使用者

使用者の種類

・許可使用者

下限数量の 1 000 倍を超える密封小線源，下限数量を超える非密封小線源，また放射線発生装置を使用するもの。

・届出使用者

下限数量 ～ 1 000 倍以下の密封小線源を使用するもの。

・表示付認証機器使用者

放射性同位元素装備機器のうち，安全性の高いものを表示付認証機器と呼び，これらを使用するもの。

| | 届出時期 | 扱える線源 | 使用できる放射線施設 |
|---|---|---|---|
| 許可使用 | あらかじめ | ・密封の場合<br>下限の 1 000 倍以上<br>・非密封の場合<br>下限を超える数量 | 使用施設<br>貯蔵施設<br>廃棄施設 |
| 届出使用 | あらかじめ | ・密封のみ<br>下限 ～ 1 000 倍以下 | （使用の場所）<br>貯蔵施設<br>（廃棄の場所） |
| 表示付認証機器使用 | 使用開始から 30 日以内 | 表示付認証機器のみ | 使用の場所 |

＜確認メモ＞

## 27. 特定使用者

以下の条件のうち１つでも満たす場合は特定許可使用者と呼ぶ.

１）非密封 RI の使用

（貯蔵施設の貯蔵能力：下限数量の 10 万倍以上）

２）密封 RI の使用

（貯蔵施設の貯蔵能力：10 TBq 以上）

１個が 10 TBq 以上の密封された放射性同位元素，又は１台に装備されている放射性同位元素の総量が 10 TBq 以上の放射性同位元素装備機器を使用する.

３）放射線発生装置を使用する許可使用者

| 特定許可使用者 | |
|---|---|
| 非密封 RI の使用 | 貯蔵施設の貯蔵能力：下限数量の 10 万倍以上 |
| 密封 RI の使用 | （貯蔵施設の貯蔵能力：10 TBq 以上）<br>１個が 10 TBq 以上の密封された放射性同位元素，又は１台に装備されている放射性同位元素の総量が 10 TBq 以上の放射性同位元素装備機器を使用する。 |
| 放射線発生装置を使用する許可使用者 | |

## 28. 廃棄物施設

・廃棄物詰替施設

放射性同位元素及び放射性汚染物の詰替えをする施設

・廃棄物貯蔵施設

放射性同位元素及び放射性汚染物を貯蔵する施設

（関連用語）廃棄物埋設

放射性同位元素又は放射性汚染物の埋設の方法による最終的な処分

＜確認メモ＞

## 29. 廃棄業の許可

・**対象**

放射線同位元素を廃棄しようとするもの

・**申請時の必要事項**

廃棄事業所の所在地

放射性同位元素又は放射性汚染物の詰替えを行う施設の位置，構造及び設備

放射性同位元素又は放射性汚染物を貯蔵する施設の位置，構造及び貯蔵能力

## 30. 添　付　書　類

添付書類

法人か個人かにより求められる添付書類が異なる場合もあるが，登記事項証明・納税証明・財務諸表・審査結果通知書・委任状などが代表的な添付書類である。

## 31. 施　設　検　査

放射性同位元素等の規制に関する法律（昭和三十二年法律第百六十七号）

**（施設検査）**

**第十二条の八**　特定許可使用者（放射性同位元素（密封された放射性同位元素であって、その構造、使用状況等からみて放射線障害のおそれが少ないものとして政令で定めるものを除く。以下この項において同じ。）の使用をする許可使用者（貯蔵する放射性同位元素の密封の有無に応じて政令で定める貯蔵能力以上である貯蔵施設を設置するものに限る。）又は放射線発生装置の使用をする許可使用者をいう。以下同じ。）は、使用施設、貯蔵施設若しくは廃棄施設（以下「使用施設等」という。）を設置したとき、又は第十条第二項の許可を受けて使用施設等の位置、構造若しくは設備若しくは貯蔵施設の貯蔵能力の変更（原子力規制委員会規則で定める軽微な変更を除く。）をしたときは、原子力規制委員会規則で定めるところにより、当該使用施設等について原子力規制委員会又は原子力規制委員会の登録を受けた者（以下「登録検査機関」という。）の検査を受け、これに合格した後でなければ、当該使用施設等の使用をしてはならない。

**2**　許可廃棄業者は、廃棄物詰替施設、廃棄物貯蔵施設若しくは廃棄施設（以下「廃棄物詰替施設等」という。）を設置したとき、又は第十一条第二項の許可を受けて廃棄物詰替施設等の位置、構造若しくは設備の変更（原子力規制委員会規則で定める軽微な変更を除く。）をしたときは、原子力規制委員会規則で定めるところにより、当該廃棄物詰替施設等について原子力規制委員会又は登録検査機関の検査を受け、これに合格した後でなければ、当該廃棄物詰替施設等の使用をしてはならない。

**3**　前二項の規定による検査（以下「施設検査」という。）において、使用施設等又は廃棄物詰替施設等の設置又は変更が第三条第一項本文若しくは第四条の二第一項の許可又は第十条第二項若しくは第十一条第二項の変更の許可の内容（第八条第一項（第十条第三項及び第十一条第三項において準用する場合を含む。）の規定により付された条件を含む。）に適合しているときは、合格とする。

施設検査は，各施設が設置または変更の許可（承認）の内容に適合しているか否かについて検査を行うものであり，設置時の検査や変更時の検査がある。

・設置時の検査

使用施設（廃棄物詰替施設）

貯蔵施設（廃棄物貯蔵施設）

廃棄施設

・変更時の検査

1）密封された放射性同位元素に係る許可（承認）

数量が 10 TBq 以上の密封された放射性同位元素を使用・貯蔵する施設の増設

貯蔵施設の貯蔵能力を密封された放射性同位元素の貯蔵能力を 10 TBq 未満から 10 TBq 以上とするもの

10 TBq 以上からさらに増設するもの

密封された放射性同位元素を廃棄する廃棄施設の増設

2）非密封の放射性同位元素に係る許可（承認）

年間使用数量が下限数量に 10 万倍を乗じて得た数量以上の使用・貯蔵をする使用・貯蔵施設の増設

貯蔵施設の貯蔵能力の変更で，貯蔵能力を下限数量に 10 万倍を乗じて得た数量未満から下限数量に 10 万倍を乗じて得た数量以上とするもの

密封されていない放射性同位元素を廃棄する廃棄施設の増設

3）放射線発生装置に係る許可（承認）

放射線発生装置の使用をする使用施設の増設

放射線発生装置の使用をしていない施設において放射線発生装置の使用をすることとなる変更

4）許可廃棄業者

廃棄物詰替施設，廃棄物貯蔵施設又は廃棄施設の増設

1）～ 4）の変更以外は「軽微な変更」として施設検査を要しない

＜確認メモ＞

## 32. 定 期 検 査

放射性同位元素等の規制に関する法律（昭和三十二年法律第百六十七号）

> **（定期検査）**
> **第十二条の九**　特定許可使用者は、使用施設等について、原子力規制委員会規則で定めるところにより、政令で定める期間ごとに、原子力規制委員会又は登録検査機関の検査を受けなければならない。
> **２**　許可廃棄業者は、廃棄物詰替施設等（廃棄物埋設地（その附属設備を含む。以下同じ。）である廃棄施設を除く。）について、原子力規制委員会規則で定めるところにより、政令で定める期間ごとに、原子力規制委員会又は登録検査機関の検査を受けなければならない。
> **３**　前二項の規定による検査（以下「定期検査」という。）は、当該使用施設等又は廃棄物詰替施設等がそれぞれ第六条第一号から第三号まで又は第七条第一号から第三号までの技術上の基準に適合しているかどうかについて行う。

定期検査は，各施設の位置，構造及び設備が原子力規制委員会規則で定める基準に適合しているか検査するものである。

定期確認は放射線の量及び汚染の状況が測定し，結果を記録・保存されていること，帳簿が記載され保存されていることを確認する。

| 事業所 | 期間 |
|---|---|
| 特定許可使用者（非密封）及び許可廃棄業者 | 設置時の施設検査に合格した日又は前回の定期検査を受けた日から3年以内 |
| 特定許可使用者（その他） | 設置時の施設検査に合格した日又は前回の定期検査を受けた日から5年以内 |

## 33. 損害の賠償と補償

損害の賠償補償は英語では，compensation for damage / indemnity と同じように表現される場合が多い。しかし日本語での法的意味ではその内容が大きく異なる。

### 「賠償」と「補償」の意味

「賠償」とは，他の人に与えた損害を償うことをいう。例えば賠償金は，被害者の被った損害に対して加害者が支払わなくてはいけない金額のことである。

つまり，意味的には「補償」と「賠償」どちらも損害を補填するものという意味では同じ意味を持つ言葉になる。しかし，その損害がどのような行為によって生じたかによって異なってくる。

賠償とは，違法な行為によって生じた損害を補填するもの。

補償とは，適法な行為によって生じた損害を補填するもの。
という違いがある。

例示すると，公務員の違法な職務行為によって生じた損害を補填するものを国家賠償といい，一方では，適法な裁判手続きを経ながら結局は無罪となった刑事被告人に生じた損害の補填は刑事補償ということでもその差異が理解できる。

※「補償」と「賠償」の意味の違いを再確認

「補償」も「賠償」も他の人に与えた損害を補うという，意味においては同じであるが，しかし，法令用語としては明確な違いがある。「補償」は，違法行為でない適法行為や天災などによって他の人に与えた損害などを金銭などで補い償うことを意味する。これに対して「賠償」は，違法行為によって他の人の権利や利益に損害を与えた場合に，その損害を金銭などで支払うことを意味する

＜確認メモ＞

## 34. 線　量　限　度

☞医療法施行規則

**（線量限度）**

| 放射線業務従事者の線量限度 | | |
|---|---|---|
| | 実効線量限度 | 等価線量限度 |
| 一般 | 100 mSv/5 年<br>50 mSv/1 年<br><br>女子　5 mSv/3 月 | 眼の水晶体：150 mSv/1 年<br>皮膚：500 mSv/1 年 |
| 妊娠中の女子 | 内部被ばく<br>1 mSv/ 妊娠中 | 腹部表面：2 mSv/ 妊娠中 |
| 緊急作業時 | 100 mSv：（250 mSv） | 眼の水晶体：300 mSv<br>皮膚：1 Sv |

参考

| | |
|---|---|
| 1. 一般病室 | 1.3 mSv/3 月 |
| 2. 病院の居住区域 | 250 μSv/3 月 |
| 3. 管理区域の境界 | 1.3 m Sv/3 月 |
| 4. 病院の敷地の境界 | 250 μSv/3 月 |
| 5. 放射線治療病室の画壁の外側 | 1 mSv/ 週 |

**医療法施行規則**

**第三十条の二十七** 第三十条の十八第一項に規定する放射線診療従事者等に係る実効線量限度は、次のとおりとする。ただし、放射線障害を防止するための緊急を要する作業に従事した放射線診療従事者等（女子については、妊娠する可能性がないと診断された者及び妊娠する意思がない旨を病院又は診療所の管理者に書面で申し出た者に限る。次項において「緊急放射線診療従事者等」という。）に係る実効線量限度は、百ミリシーベルトとする。

一 平成十三年四月一日以後五年ごとに区分した各期間につき百ミリシーベルト

二 四月一日を始期とする一年間につき五十ミリシーベルト

三 女子（妊娠する可能性がないと診断された者、妊娠する意思がない旨を病院又は診療所の管理者に書面で申し出た者及び次号に規定する者を除く。）については、前二号に規定するほか、四月一日、七月一日、十月一日及び一月一日を始期とする各三月間につき五ミリシーベルト

**四** 妊娠中である女子については、第一号及び第二号に規定するほか、本人の申出等により病院又は診療所の管理者が妊娠の事実を知った時から出産までの間につき、内部被ばくについて一ミリシーベルト

2 第三十条の十八第一項に規定する放射線診療従事者等に係る等価線量限度は、次のとおりとする。

一 眼の水晶体については、四月一日を始期とする一年間につき百五十ミリシーベルト（緊急放射線診療従事者等に係る眼の水晶体の等価線量限度は、三百ミリシーベルト）

二 皮膚については、四月一日を始期とする一年間につき五百ミリシーベルト（緊急放射線診療従事者等に係る皮膚の等価線量限度は、一シーベルト）

三 妊娠中である女子の腹部表面については、前項第四号に規定する期間につき二ミリシーベルト

＜確認メモ＞

# 35. 業（業務）とは

☞診療放射線技師法第二条第２項・刑法第二百十一条を参照

業も務も仕事を意味する漢字であり，業務とは，職業や事業などに関して，日々継続して行う仕事・作業のことである。

業務上過失致死傷罪に代表される業務は，業務上必要な注意を怠り，よって人を死傷に致す罪（刑法第二百十一条）。通常の過失致死傷罪と比べて刑がかなり重く，5年以下の懲役もしくは禁錮，または50万円以下の罰金に処せられる。業務の概念は判例・学説によりきわめて広く解されており，職業や営業上の行為であることを要せず，人が社会生活を維持するうえで，反復・継続して行う危険な行為を広く含む。例えば，娯楽のためであっても自動車を運転することは業務にあたる。しかも，ただ１回の行為でも継続して従事する意思があればこれにあたる。業務上の過失が重く処罰される理由について判例は，業務者には通常人と異なった高度の注意義務が課されているからであるとする。

> ☞診療放射線技師法第二条第２項における業とするもの
>
> ２　この法律で「診療放射線技師」とは、厚生労働大臣の免許を受けて、医師又は歯科医師の指示の下に、放射線を人体に対して照射（撮影を含み、照射機器又は放射性同位元素（その化合物及び放射性同位元素又はその化合物の含有物を含む。）を人体内に挿入して行なうものを除く。以下同じ。）することを業とする者をいう。

※ 業《ぎょう》とは，ある種の行為を反復継続的に行うことであり，その行為で生計を立てているかどうか，という意味とは異なる。

一般的には，職業，仕事，事業などと解してよい。業とする者については，職業仕事にしているものという解釈が成り立つ。

参考

> **第三章　業務等**　　☞診療放射線技師法施行規則
>
> **（法第二十四条の二第二号の厚生労働省令で定める行為）**
>
> **第十五条の二**　法第二十四条の二第二号の厚生労働省令で定める行為は、次に掲げるものとする。
>
> 一　静脈路に造影剤注入装置を接続する行為（静脈路確保のためのものを除く。）、造影剤を投与するために当該造影剤注入装置を操作する行為並びに当該造影剤の投与が終了した後に抜針及び止血を行う行為
>
> 二　下部消化管検査のために肛門にカテーテルを挿入する行為並びに当該カテーテルから造影剤及び空気を注入する行為
>
> 三　画像誘導放射線治療のために肛門にカテーテルを挿入する行為及び当該カテーテルから空気を吸引する行為

## 36. 医療訴訟（医療過誤訴訟・医療事故訴訟）

医療訴訟とは，医療現場で医療の実施過程で生じた事故について，医療従事者に過失があるとして法的責任を求める裁判のことである。医療事故について問題となる法的責任は，民事責任と刑事責任である。この場合，民事責任は，医療事故によって患者側に生じた損害に対する賠償責任であり，法律上の根拠としては，不法行為（民法第七百九条）と債務不履行（民法第四百十五条）とがある。

不法行為とは，故意または過失で他人の権利を侵害し，損害を与えた場合に賠償責任を認めるものであるが，訴訟法上，原告に過失および因果関係の立証責任が課せられている。通常，患者側（原告）は医学的知識が乏しいうえに，患者側の証人を引き受ける医療関係者が少ないことや，また，医学的に解明されていない領域もあるなど，立証に困難を伴うことが少なくない。そこで近年，債務不履行（民法第四百十五条）に基づいて損害賠償を求めるケースも増えてきている。債務不履行は契約違反，すなわち，診療契約に基づく債務の履行が不完全であったこと（悪結果の発生）を理由として賠償責任を認めるものである。この場合は，原告側で債務の履行がない事実を証明すれば，被告側が不履行について帰責事由（過失，因果関係）の存在しないことを証明しない限り損害賠償責任が認められるため，原告側の立証責任は軽減されることになる。

これに対して，不法行為（民法第七百九条）を理由とする場合は，加害者および損害を知ったときから3年，または治療が行われてから20年以内に訴えを起こす必要がある。債務不履行の場合は，10年が消滅時効の期間である。

医療事故の刑事責任については，業務上過失致死傷罪（刑法第二百十一条第1項）が中心である。この罪は業務上必要な注意を怠り，それによって他人を死傷させることであるが，この場合も過失の有無，因果関係の存否が主要な争点となる。

しかし，民事責任においては，私人間における損害の公平な分担が基本となるのに対し，刑事責任の場合は国家の刑罰権を発動することが妥当か否かという観点に立つため，医療事故の刑事責任が認められる事案はそれほど多くはない，などの違いがある。

だれが法的責任の主体となるかについては，民事責任の場合と刑事責任の場合とでは異なっている。民事責任では，不注意な医療行為を行った本人が不法行為責任を問われるほかに，病院長や病院の設置者が勤務医らの過失行為について使用者としての責任（民法第七百十五条）や債務不履行の責任を問われることがある。他方，刑事責任については，自己の行為についてのみ責任を負うという原則があるため，医師には責任がなく，補助者たる看護師だけが問われることもある。

例示；北海道大学の電気メス事故については，メス器のケーブルを誤接続した当時の看護婦だけが刑事責任を問われた事例がある（1976年3月18日札幌高裁判決）。

# 各　論

診療放射線技師法・（診療放射線技師法施行令）・診療放射線技師法施行規則・（医療法・医療法施行令）・医療法施行規則・労働安全衛生法・電離放射線障害防止規則・原子力基本法・放射性同位元素等の規制に関する法律・放射性同位元素等の規制に関する法律施行令・放射性同位元素等の規制に関する法律施行規則・労働衛生安全法・電離放射線障害防止規則・人事院規則などを網羅する。

各論１においては，主として医療系の診療放射線技師国家試験で求められる法的要素，各論２では主として工業系も含む放射線取扱主任者試験で求められる法的要素として理解を助けるように整理し，まとめの図表を用いて各自が詳細説明できるように再確認する．

いずれの法律も放射線に関わる者には不可欠であるが，しかし，それぞれの趣旨目的が異なるため，学習の手段として一応の区分けをしてある。

# 各　論　1

各論１においては，各用語の定義を把握して，実務において安心・安全・安定を確保し，職務上の実効性を持たせることが重要である。このため，以下に列記する名称を各自で要約して記憶する必要があり，さらに原文に触れる機会を多く得て熟慮することも重要である。

## 1．放射線の定義

放射線について学ぶ者としては，放射線の正確な説明や放射線の与える影響ならびに防護について，他者への説明が不可欠である。したがってまず放射線の定義を理解し，法的根拠に基づく正確な説明責任を全うしてもらいたい。

放射線の定義について診療放射線技師法においては第二条に明記されるが，ここでは，その詳細について他の法令と対比することで正確性と理解を深めてもらいたい。

＜確認メモ＞

**診療放射線技師法**（昭和二十六年法律第二百二十六号）【抜粋参照】

（**定義**）

**第二条**　この法律で「放射線」とは、次に掲げる電磁波又は粒子線をいう。

**一**　アルファ線及びベータ線

**二**　ガンマ線

**三**　百万電子ボルト以上のエネルギーを有する電子線

**四**　エックス線

**五**　その他政令で定める電磁波又は粒子線

**2**　この法律で「診療放射線技師」とは、厚生労働大臣の免許を受けて、医師又は歯科医師の指示の下に、放射線を人体に対して照射（撮影を含み、照射機器又は放射性同位元素（その化合物及び放射性同位元素又はその化合物の含有物を含む。）を人体内にそう入して行なうものを除く。以下同じ。）することを業とする者をいう。

**原子力基本法**（昭和三十年法律第百八十六号）【抜粋】

（**定義**）

**第三条**　この法律において次に掲げる用語は、次の定義に従うものとする。

**一**　「原子力」とは、原子核変換の過程において原子核から放出されるすべての種類のエネルギーをいう。

**二**　「核燃料物質」とは、ウラン、トリウム等原子核分裂の過程において高エネルギーを放出する物質であって、政令で定めるものをいう。

**三**　「核原料物質」とは、ウラン鉱、トリウム鉱その他核燃料物質の原料となる物質であって、政令で定めるものをいう。

**四**　「原子炉」とは、核燃料物質を燃料として使用する装置をいう。ただし、政令で定めるものを除く。

**五**　「放射線」とは、電磁波又は粒子線のうち、直接又は間接に空気を電離する能力をもつもので、政令で定めるものをいう。

**電離放射線障害防止規則**　【抜粋】

（**定義等**）

**第二条**　この省令で「電離放射線」（以下「放射線」という。）とは、次の粒子線又は電磁波をいう。

**一**　アルファ線、重陽子線及び陽子線

**二**　ベータ線及び電子線

**三**　中性子線

**四**　ガンマ線及びエックス線

**人事院規則一〇―五（職員の放射線障害の防止）**昭和三十八年人事院規則一〇―五　**【抜粋】**

**（定義）**

**第三条**　この規則で「放射線」とは、直接又は間接に空気を電離する能力をもつ粒子線又は電磁波で、次に掲げるものをいう。

**一**　アルファ線、重陽子線、陽子線その他の重荷電粒子線

**二**　ベータ線及び電子線

**三**　中性子線

**四**　ガンマ線及びエックス線

**放射性同位元素等の規制に関する法律**（昭和三十二年法律第百六十七号）**【抜粋】**

**（定義）**

**第二条**　この法律において「放射線」とは、原子力基本法第三条第五号に規定する放射線をいう。

**診療放射線技師法施行令**（昭和二十八年政令第三百八十五号）

**（電磁波又は粒子線）**

**第一条**　診療放射線技師法（以下「法」という。）第二条第一項第五号の政令で定める電磁波又は粒子線は、次のとおりとする。

**一**　陽子線及び重イオン線

**二**　中性子線

＜確認メモ＞

# 1-1　診療放射線技師法（第一条から第三十七条）【抜粋】

## ※【診療放射線技師法（昭和二十六年法律第二百二十六号）抜粋】

（欠格事由）☞診療放射線技師法

**第四条**　次に掲げる者には、前条の規定による免許（第二十条第二号を除き、以下「免許」という。）を与えないことがある。

一　心身の障害により診療放射線技師の業務（第二十四条の二各号に掲げる業務を含む。同条及び第二十六条第二項を除き、以下同じ。）を適正に行うことができない者として厚生労働省令で定めるもの

二　診療放射線技師の業務に関して犯罪又は不正の行為があった者

（診療放射線技師籍）☞診療放射線技師法

**第七条**　厚生労働省に診療放射線技師籍を備え、診療放射線技師の免許に関する事項を登録する。

（免許証）☞診療放射線技師法

**第八条**　厚生労働大臣は、免許を与えたときは、診療放射線技師免許証（以下「免許証」という。）を交付する。

2　厚生労働大臣は、免許証を失い、又は破損した者に対して、その申請により免許証の再交付をすることができる。

3　前項の規定により免許証の再交付を受けた後、失った免許証を発見したときは、旧免許証を十日以内に、厚生労働大臣に返納しなければならない。

※ 照射録については，診療放射線技師法第二十八条第1項に照射録作成について述べ，その記載すべき内容の詳細については，診療放射線技師法施行規則第十六条第1項第一号から第四号に記述されている。

（照射録）☞診療放射線技師法

**第二十八条**　診療放射線技師は、放射線を人体に対して照射したときは、遅滞なく厚生労働省令で定める事項を記載した照射録を作成し、その照射について指示をした医師又は歯科医師の署名を受けなければならない。

2　厚生労働大臣又は都道府県知事は、必要があると認めるときは、前項の照射録を提出させ、又は当該職員に照射録を検査させることができる。

3　前項の規定によって検査に従事する職員は、その身分を証明する証票を携帯し、且つ、関係人の請求があるときは、これを呈示しなければならない。

**診療放射線技師法　第三十七条**

**第五章　罰則**

**第三十七条**　次の各号のいずれかに該当する者は、二十万円以下の過料に処する。

一　第十一条の規定に違反した者

二　第二十八条第一項の規定に違反した者

確認

**診療放射線技師法　第二十八条**（昭和二十六年法律第二百二十六号）

**（照射録）**

**第二十八条**　診療放射線技師は、放射線を人体に対して照射したときは、遅滞なく厚生労働省令で定める事項を記載した照射録を作成し、その照射について指示をした医師又は歯科医師の署名を受けなければならない。

**2**　厚生労働大臣又は都道府県知事は、必要があると認めるときは、前項の照射録を提出させ、又は当該職員に照射録を検査させることができる。

**3**　前項の規定によって検査に従事する職員は、その身分を証明する証票を携帯し、且つ、関係人の請求があるときは、これを呈示しなければならない。

**診療放射線技師法施行規則　第十六条**（昭和二十六年厚生省令第三十三号）

**（照射録）**

**第十六条**　法第二十八条第一項に規定する厚生労働省令で定める事項は、次のとおりとする。

一　照射を受けた者の氏名、性別及び年齢

二　照射の年月日

三　照射の方法（具体的にかつ精細に記載すること。）

四　指示を受けた医師又は歯科医師の氏名及びその指示の内容

照射録については⇔診療放射線技師法第二十八条と診療放射線技師法施行規則第十六条を参照

**（業務上の制限）**　☞診療放射線技師法

**第二十六条**　診療放射線技師は、医師又は歯科医師の具体的な指示を受けなければ、放射線を人体に対して照射してはならない。

**2**　診療放射線技師は、病院又は診療所以外の場所においてその業務を行ってはならない。ただし、次に掲げる場合は、この限りでない。

一　医師又は歯科医師が診察した患者について、その医師又は歯科医師の指示を受け、出張して百万電子ボルト未満のエネルギーを有するエックス線を照射する場合

二　多数の者の健康診断を一時に行う場合において、胸部エックス線検査（コンピュータ断層撮影装置を用いた検査を除く。）その他の厚生労働省令で定める検査のため百万電子ボルト未満のエネルギーを有するエックス線を照射するとき。

三　多数の者の健康診断を一時に行う場合において、医師又は歯科医師の立会いの下に百万電子ボルト未満のエネルギーを有するエックス線を照射するとき（前号に掲げる場合を除く)。

**第五章　罰則**　☞診療放射線技師法

**第三十四条**　第二十六条第一項又は第二項の規定に違反した者は、六月以下の懲役若しくは三十万円以下の罰金に処し、又はこれを併科する。

※ 守秘義務とその違反に対する処罰について確認し，個人情報保護法なども参照すること。

**（秘密を守る義務）**　☞診療放射線技師法

**第二十九条**　診療放射線技師は、正当な理由がなく、その業務上知り得た人の秘密を漏らしてはならない。診療放射線技師でなくなった後においても、同様とする。

**第五章　罰則**　☞診療放射線技師法

**第三十五条**　第二十九条の規定に違反して、業務上知り得た人の秘密を漏らした者は、五十万円以下の罰金に処する。

２　前項の罪は、告訴がなければ公訴を提起することができない。

＜確認メモ＞

※ 健康診断や線量限度について検討するため法の対比を行う。各法規の詳細項目に注意して統一した知識に整理する必要がある。

※ **【電離放射線障害防止規則**（昭和四十七年労働省令第四十一号）**抜粋】**

**（定義等）**　☞電離放射線障害防止規則（電離則）

**第二条**　この省令で「電離放射線」（以下「放射線」という。）とは、次の粒子線又は電磁波をいう。

一　アルファ線、重陽子線及び陽子線

二　ベータ線及び電子線

三　中性子線

四　ガンマ線及びエックス線

２　この省令で「放射性物質」とは、放射線を放出する同位元素（以下「放射性同位元素」という。)、その化合物及びこれらの含有物で、次の各号のいずれかに該当するものをいう。

一　放射性同位元素が一種類であり、かつ、別表第一の第一欄に掲げるものであるものに

あっては、同欄に掲げる放射性同位元素の種類に応じ、同表の第二欄に掲げる数量及び第三欄に掲げる濃度を超えるもの

二　放射性同位元素が一種類であり、かつ、別表第二の第一欄に掲げるものであるものにあっては、同欄に掲げる放射性同位元素の種類に応じ、同表の第二欄に掲げる数量を超えるもの。ただし、その濃度が七十四ベクレル毎グラム以下の固体のもの及び密封されたものでその数量が三・七メガベクレル以下のものを除く。

三　放射性同位元素が二種類以上であり、かつ、そのいずれもが別表第一の第一欄に掲げるものであるものにあっては、次のいずれにも該当するもの

イ　別表第一の第一欄に掲げる放射性同位元素のそれぞれの数量の同表の第二欄に掲げる数量に対する割合の和が一を超えるもの

ロ　別表第一の第一欄に掲げる放射性同位元素のそれぞれの濃度の同表の第三欄に掲げる濃度に対する割合の和が一を超えるもの

四　放射性同位元素が二種類以上であり、かつ、前号に掲げるもの以外のものにあっては、別表第一の第一欄又は別表第二の第一欄に掲げる放射性同位元素のそれぞれの数量の別表第一の第二欄又は別表第二の第二欄に掲げる数量に対する割合の和が一を超えるもの。ただし、その濃度が七十四ベクレル毎グラム以下の固体のもの及び密封されたものでその数量が三・七メガベクレル以下のものを除く。

3　この省令で「放射線業務」とは、労働安全衛生法施行令（以下「令」という。）別表第二に掲げる業務（第五十九条の二に規定する放射線業務以外のものにあっては、東日本大震災により生じた放射性物質により汚染された土壌等を除染するための業務等に係る電離放射線障害防止規則（平成二十三年厚生労働省令第百五十二号。以下「除染則」という。）第二条第七項第一号に規定する土壌等の除染等の業務、同項第二号に規定する廃棄物収集等業務及び同項第三号に規定する特定汚染土壌等取扱業務を除く。）をいう。

4　令別表第二第四号の厚生労働省令で定める放射性物質は、第二項に規定する放射性物質とする。

**（施設等における線量の限度）**　☞電離放射線障害防止規則（電離則）

**第三条の二**　事業者は、第十五条第一項の放射線装置室、第二十二条第二項の放射性物質取扱作業室、第三十三条第一項（第四十一条の九において準用する場合を含む。）の貯蔵施設、第三十六条第一項の保管廃棄施設、第四十一条の四第二項の事故由来廃棄物等取扱施設又は第四十一条の八第一項の埋立施設について、遮蔽壁、防護つい立てその他の遮蔽物を設け、又は局所排気装置若しくは放射性物質のガス、蒸気若しくは粉じんの発散源を密閉する設備を設ける等により、労働者が常時立ち入る場所における外部放射線による実効線量と空気中の放射性物質による実効線量との合計を一週間につき一ミリシーベルト以下にしなければならない。

2　前条第二項の規定は、前項に規定する外部放射線による実効線量の算定について準用する。

3　第一項に規定する空気中の放射性物質による実効線量の算定は、一ミリシーベルトに週平均濃度の前条第三項の厚生労働大臣が定める限度に対する割合を乗じて行うものとする。

**（放射線業務従事者の被ばく限度）**　☞電離放射線障害防止規則（電離則）

**第四条**　事業者は、管理区域内において放射線業務に従事する労働者（以下「放射線業務従

事者」という。）の受ける実効線量が五年間につき百ミリシーベルトを超えず、かつ、一年間につき五十ミリシーベルトを超えないようにしなければならない。

2 事業者は、前項の規定にかかわらず、女性の放射線業務従事者（妊娠する可能性がないと診断されたもの及び第六条に規定するものを除く。）の受ける実効線量については、三月間につき五ミリシーベルトを超えないようにしなければならない。

**第五条** 事業者は、放射線業務従事者の受ける等価線量が、眼の水晶体に受けるものについては五年間につき百ミリシーベルト及び一年間につき五十ミリシーベルトを、皮膚に受けるものについては一年間につき五百ミリシーベルトを、それぞれ超えないようにしなければならない。

**第六条** 事業者は、妊娠と診断された女性の放射線業務従事者の受ける線量が、妊娠と診断されたときから出産までの間（以下「妊娠中」という。）につき次の各号に掲げる線量の区分に応じて、それぞれ当該各号に定める値を超えないようにしなければならない。

一 内部被ばくによる実効線量については、一ミリシーベルト

二 腹部表面に受ける等価線量については、二ミリシーベルト

**（緊急作業時における被ばく限度）** ☞電離放射線障害防止規則（電離則）

**第七条** 事業者は、第四十二条第一項各号のいずれかに該当する事故が発生し、同項の区域が生じた場合における放射線による労働者の健康障害を防止するための応急の作業（以下「緊急作業」という。）を行うときは、当該緊急作業に従事する男性及び妊娠する可能性がないと診断された女性の放射線業務従事者については、第四条第一項及び第五条の規定にかかわらず、これらの規定に規定する限度を超えて放射線を受けさせることができる。

2 前項の場合において、当該緊急作業に従事する間に受ける線量は、次の各号に掲げる線量の区分に応じて、それぞれ当該各号に定める値を超えないようにしなければならない。

一 実効線量については、百ミリシーベルト

二 眼の水晶体に受ける等価線量については、三百ミリシーベルト

三 皮膚に受ける等価線量については、一シーベルト

3 前項の規定は、放射線業務従事者以外の男性及び妊娠する可能性がないと診断された女性の労働者で、緊急作業に従事するものについて準用する。

## 第二章 管理区域並びに線量の限度及び測定 ☞電離放射線障害防止規則（電離則）

**（管理区域の明示等）** ☞電離放射線障害防止規則（電離則）

**第三条** 放射線業務を行う事業の事業者（第六十二条を除き、以下「事業者」という。）は、次の各号のいずれかに該当する区域（以下「管理区域」という。）を標識によって明示しなければならない。

一 外部放射線による実効線量と空気中の放射性物質による実効線量との合計が三月間につき一・三ミリシーベルトを超えるおそれのある区域

二 放射性物質の表面密度が別表第三に掲げる限度の十分の一を超えるおそれのある区域

2 前項第一号に規定する外部放射線による実効線量の算定は、一センチメートル線量当量によって行うものとする。

3 第一項第一号に規定する空気中の放射性物質による実効線量の算定は、一・三ミリシーベルトに一週間の労働時間中における空気中の放射性物質の濃度の平均（一週間における

労働時間が四十時間を超え、又は四十時間に満たないときは、一週間の労働時間中における空気中の放射性物質の濃度の平均に当該労働時間を四十時間で除して得た値を乗じて得た値。以下「週平均濃度」という。）の三月間における平均の厚生労働大臣が定める限度の十分の一に対する割合を乗じて行うものとする。

4　事業者は、必要のある者以外の者を管理区域に立ち入らせてはならない。

5　事業者は、管理区域内の労働者の見やすい場所に、第八条第三項の放射線測定器の装着に関する注意事項、放射性物質の取扱い上の注意事項、事故が発生した場合の応急の措置等放射線による労働者の健康障害の防止に必要な事項を掲示しなければならない。

**（放射線業務従事者の被ばく限度）**　☞電離放射線障害防止規則（電離則）

**第四条**　事業者は、管理区域内において放射線業務に従事する労働者（以下「放射線業務従事者」という。）の受ける実効線量が五年間につき百ミリシーベルトを超えず、かつ、一年間につき五十ミリシーベルトを超えないようにしなければならない。

2　事業者は、前項の規定にかかわらず、女性の放射線業務従事者（妊娠する可能性がないと診断されたもの及び第六条に規定するものを除く。）の受ける実効線量については、三月間につき五ミリシーベルトを超えないようにしなければならない。

**第五条**　事業者は、放射線業務従事者の受ける等価線量が、眼の水晶体に受けるものについては五年間につき百ミリシーベルト及び一年間につき五十ミリシーベルトを、皮膚に受けるものについては一年間につき五百ミリシーベルトを、それぞれ超えないようにしなければならない。

**第六条**　事業者は、妊娠と診断された女性の放射線業務従事者の受ける線量が、妊娠と診断されたときから出産までの間（以下「妊娠中」という。）につき次の各号に掲げる線量の区分に応じて、それぞれ当該各号に定める値を超えないようにしなければならない。

一　内部被ばくによる実効線量については、一ミリシーベルト

二　腹部表面に受ける等価線量については、二ミリシーベルト

**（緊急作業時における被ばく限度）**　☞電離放射線障害防止規則（電離則）

**第七条**　事業者は、第四十二条第一項各号のいずれかに該当する事故が発生し、同項の区域が生じた場合における放射線による労働者の健康障害を防止するための応急の作業（以下「緊急作業」という。）を行うときは、当該緊急作業に従事する男性及び妊娠する可能性がないと診断された女性の放射線業務従事者については、第四条第一項及び第五条の規定にかかわらず、これらの規定に規定する限度を超えて放射線を受けさせることができる。

2　前項の場合において、当該緊急作業に従事する間に受ける線量は、次の各号に掲げる線量の区分に応じて、それぞれ当該各号に定める値を超えないようにしなければならない。

一　実効線量については、百ミリシーベルト

二　眼の水晶体に受ける等価線量については、三百ミリシーベルト

三　皮膚に受ける等価線量については、一シーベルト

3　前項の規定は、放射線業務従事者以外の男性及び妊娠する可能性がないと診断された女性の労働者で、緊急作業に従事するものについて準用する。

**（特例緊急被ばく限度）**　☞電離放射線障害防止規則（電離則）

**第七条の二**　前条第一項の場合において、厚生労働大臣は、当該緊急作業に係る事故の状況その他の事情を勘案し、実効線量について同条第二項の規定によることが困難であると認

めるときは、同項の規定にかかわらず、当該緊急作業に従事する間に受ける実効線量の限度の値（二百五十ミリシーベルトを超えない範囲内に限る。以下「特例緊急被ばく限度」という。）を別に定めることができる。

2 前項の場合において、次の各号のいずれかに該当するときは、厚生労働大臣は、直ちに、特例緊急被ばく限度を二百五十ミリシーベルトと定めるものとする。

一 原子力災害対策特別措置法（平成十一年法律第百五十六号。次号及び次条第一項において「原災法」という。）第十条に規定する政令で定める事象のうち厚生労働大臣が定めるものが発生した場合

二 原災法第十五条第一項各号に掲げる場合

3 厚生労働大臣は、前二項の規定により特例緊急被ばく限度を別に定めた場合には、当該特例緊急被ばく限度に係る緊急作業（以下「特例緊急作業」という。）に従事する者（次条において「特例緊急作業従事者」という。）が受けた線量、当該特例緊急作業に係る事故の収束のために必要となる作業の内容その他の事情を勘案し、これを変更し、かつ、できるだけ速やかにこれを廃止するものとする。

4 厚生労働大臣は、第一項又は第二項の規定により特例緊急被ばく限度を別に定めたときは、当該特例緊急作業及び当該特例緊急被ばく限度を告示しなければならない。これを変更し、又は廃止したときも同様とする。

**第七条の三** 事業者は、原災法第八条第三項に規定する原子力防災要員、原災法第九条第一項に規定する原子力防災管理者又は同条第三項に規定する副原子力防災管理者（第五十二条の九において「原子力防災要員等」という。）以外の者については、特例緊急作業に従事させてはならない。

2 事業者は、前条第一項又は第二項の規定により、特例緊急被ばく限度が定められたときは、第七条第二項（第一号に係る部分に限る。）の規定にかかわらず、特例緊急作業従事者について、同号に規定する限度を超えて放射線を受けさせることができる。この場合において、当該緊急作業に従事する間に受ける実効線量は、当該特例緊急被ばく限度を超えないようにしなければならない。

3 事業者は、特例緊急作業従事者について、当該特例緊急作業に係る事故の状況に応じ、放射線を受けることをできるだけ少なくするように努めなければならない。

**第八章 健康診断** ☞電離放射線障害防止規則（電離則）

（健康診断） ☞電離放射線障害防止規則（電離則）

**第五十六条** 事業者は、放射線業務に常時従事する労働者で管理区域に立ち入るものに対し、雇入れ又は当該業務に配置替えの際及びその後六月以内ごとに一回、定期に、次の項目について医師による健康診断を行わなければならない。

一 被ばく歴の有無（被ばく歴を有する者については、作業の場所、内容及び期間、放射線障害の有無、自覚症状の有無その他放射線による被ばくに関する事項）の調査及びその評価

二 白血球数及び白血球百分率の検査

三 赤血球数の検査及び血色素量又はヘマトクリット値の検査

四 白内障に関する眼の検査

五 皮膚の検査

2　前項の健康診断のうち、雇入れ又は当該業務に配置替えの際に行わなければならないものについては、使用する線源の種類等に応じて同項第四号に掲げる項目を省略することができる。

3　第一項の健康診断のうち、定期に行わなければならないものについては、医師が必要でないと認めるときは、同項第二号から第五号までに掲げる項目の全部又は一部を省略することができる。

4　第一項の規定にかかわらず、同項の健康診断（定期に行わなければならないものに限る。以下この項において同じ。）を行おうとする日の属する年の前年一年間に受けた実効線量が五ミリシーベルトを超えず、かつ、当該健康診断を行おうとする日の属する一年間に受ける実効線量が五ミリシーベルトを超えるおそれのない者に対する当該健康診断については、同項第二号から第五号までに掲げる項目は、医師が必要と認めないときには、行うことを要しない。

5　事業者は、第一項の健康診断の際に、当該労働者が前回の健康診断後に受けた線量（これを計算によっても算出することができない場合には、これを推定するために必要な資料（その資料がない場合には、当該放射線を受けた状況を知るために必要な資料））を医師に示さなければならない。

**第五十六条の二**　事業者は、緊急作業に係る業務に従事する放射線業務従事者に対し、当該業務に配置替えの後一月以内ごとに一回、定期に、及び当該業務から他の業務に配置替えの際又は当該労働者が離職する際、次の項目について医師による健康診断を行わなければならない。

**一**　自覚症状及び他覚症状の有無の検査

**二**　白血球数及び白血球百分率の検査

**三**　赤血球数の検査及び血色素量又はヘマトクリット値の検査

**四**　甲状腺刺激ホルモン、遊離トリヨードサイロニン及び遊離サイロキシンの検査

**五**　白内障に関する眼の検査

**六**　皮膚の検査

2　前項の健康診断のうち、定期に行わなければならないものについては、医師が必要でないと認めるときは、同項第二号から第六号までに掲げる項目の全部又は一部を省略することができる。

3　事業者は、第一項の健康診断の際に、当該労働者が前回の健康診断後に受けた線量（これを計算によっても算出することができない場合には、これを推定するために必要な資料（その資料がない場合には、当該放射線を受けた状況を知るために必要な資料））を医師に示さなければならない。

## ※【労働安全衛生法（昭和四十七年法律第五十七号）抜粋】

**（健康診断）**　☞労働安全衛生法

**第六十六条**　事業者は、労働者に対し、厚生労働省令で定めるところにより、医師による健康診断（第六十六条の十第一項に規定する検査を除く。以下この条及び次条において同じ。）を行わなければならない。

2　事業者は、有害な業務で、政令で定めるものに従事する労働者に対し、厚生労働省令で定めるところにより、医師による特別の項目についての健康診断を行なわなければならない。有害な業務で、政令で定めるものに従事させたことのある労働者で、現に使用してい

るものについても、同様とする。

3　事業者は、有害な業務で、政令で定めるものに従事する労働者に対し、厚生労働省令で定めるところにより、歯科医師による健康診断を行なわなければならない。

4　都道府県労働局長は、労働者の健康を保持するため必要があると認めるときは、労働衛生指導医の意見に基づき、厚生労働省令で定めるところにより、事業者に対し、臨時の健康診断の実施その他必要な事項を指示することができる。

5　労働者は、前各項の規定により事業者が行なう健康診断を受けなければならない。ただし、事業者の指定した医師又は歯科医師が行なう健康診断を受けることを希望しない場合において、他の医師又は歯科医師の行なうこれらの規定による健康診断に相当する健康診断を受け、その結果を証明する書面を事業者に提出したときは、この限りでない。

## 労働安全衛生規則　（昭和四十七年労働省令第三十二号）

**第一節の二　健康診断**

**（雇入時の健康診断）**　☞労働安全衛生規則

**第四十三条**　事業者は、常時使用する労働者を雇い入れるときは、当該労働者に対し、次の項目について医師による健康診断を行わなければならない。ただし、医師による健康診断を受けた後、三月を経過しない者を雇い入れる場合において、その者が当該健康診断の結果を証明する書面を提出したときは、当該健康診断の項目に相当する項目については、この限りでない。

**一**　既往歴及び業務歴の調査

**二**　自覚症状及び他覚症状の有無の検査

**三**　身長、体重、腹囲、視力及び聴力（千ヘルツ及び四千ヘルツの音に係る聴力をいう。次条第一項第三号において同じ。）の検査

**四**　胸部エックス線検査

**五**　血圧の測定

**六**　血色素量及び赤血球数の検査（次条第一項第六号において「貧血検査」という。）

**七**　血清グルタミックオキサロアセチックトランスアミナーゼ（GOT）、血清グルタミックピルビックトランスアミナーゼ（GPT）及びガンマーグルタミルトランスペプチダーゼ（$\gamma$-GTP）の検査（次条第一項第七号において「肝機能検査」という。）

**八**　低比重リポ蛋《たん》白コレステロール（LDLコレステロール）、高比重リポ蛋《たん》白コレステロール（HDLコレステロール）及び血清トリグリセライドの量の検査（次条第一項第八号において「血中脂質検査」という。）

**九**　血糖検査

**十**　尿中の糖及び蛋《たん》白の有無の検査（次条第一項第十号において「尿検査」という。）

**十一**　心電図検査

**（定期健康診断）**　☞労働安全衛生規則

**第四十四条**　事業者は、常時使用する労働者（第四十五条第一項に規定する労働者を除く。）に対し、一年以内ごとに一回、定期に、次の項目について医師による健康診断を行わなければならない。

一　既往歴及び業務歴の調査
二　自覚症状及び他覚症状の有無の検査
三　身長、体重、腹囲、視力及び聴力の検査
四　胸部エックス線検査及び喀痰《かくたん》検査
五　血圧の測定
六　貧血検査
七　肝機能検査
八　血中脂質検査
九　血糖検査
十　尿検査
十一　心電図検査

**2**　第一項第三号、第四号、第六号から第九号まで及び第十一号に掲げる項目については、厚生労働大臣が定める基準に基づき、医師が必要でないと認めるときは、省略することができる。

**3**　第一項の健康診断は、前条、第四十五条の二又は法第六十六条第二項前段の健康診断を受けた者（前条ただし書に規定する書面を提出した者を含む。）については、当該健康診断の実施の日から一年間に限り、その者が受けた当該健康診断の項目に相当する項目を省略して行うことができる。

**4**　第一項第三号に掲げる項目（聴力の検査に限る。）は、四十五歳未満の者（三十五歳及び四十歳の者を除く。）については、同項の規定にかかわらず、医師が適当と認める聴力（千ヘルツ又は四千ヘルツの音に係る聴力を除く。）の検査をもって代えることができる。

**（満十五歳以下の者の健康診断の特例）**　☞労働安全衛生規則

**第四十四条の二**　事業者は、前二条の健康診断を行おうとする日の属する年度（四月一日から翌年三月三十一日までをいう。以下この条において同じ。）において満十五歳以下の年齢に達する者で、当該年度において学校保健安全法第十一条又は第十三条（認定こども園法第二十七条において準用する場合を含む。）の規定による健康診断を受けたもの又は受けることが予定されているものについては、前二条の規定にかかわらず、これらの規定による健康診断（学校教育法による中学校若しくはこれに準ずる学校若しくは義務教育学校を卒業した者又は中等教育学校の前期課程を修了した者に係る第四十三条の健康診断を除く。）を行わないことができる。

**2**　前二条の健康診断を行おうとする日の属する年度において満十五歳以下の年齢に達する者で、前項に規定する者以外のものについては、医師が必要でないと認めるときは、当該健康診断の項目の全部又は一部を省略することができる。

**（特定業務従事者の健康診断）**　☞労働安全衛生規則

**第四十五条**　事業者は、第十三条第一項第三号に掲げる業務に常時従事する労働者に対し、当該業務への配置替えの際及び六月以内ごとに一回、定期に、第四十四条第一項各号に掲げる項目について医師による健康診断を行わなければならない。この場合において、同項第四号の項目については、一年以内ごとに一回、定期に、行えば足りるものとする。

**2**　前項の健康診断（定期のものに限る。）は、前回の健康診断において第四十四条第一項第六号から第九号まで及び第十一号に掲げる項目について健康診断を受けた者について

は、前項の規定にかかわらず、医師が必要でないと認めるときは、当該項目の全部又は一部を省略して行うことができる。

3 第四十四条第二項及び第三項の規定は、第一項の健康診断について準用する。この場合において、同条第三項中「一年間」とあるのは、「六月間」と読み替えるものとする。

4 第一項の健康診断（定期のものに限る。）の項目のうち第四十四条第一項第三号に掲げる項目（聴力の検査に限る。）は、前回の健康診断において当該項目について健康診断を受けた者又は四十五歳未満の者（三十五歳及び四十歳の者を除く。）については、第一項の規定にかかわらず、医師が適当と認める聴力（千ヘルツ又は四千ヘルツの音に係る聴力を除く。）の検査をもって代えることができる。

**（海外派遣労働者の健康診断）** ☞労働安全衛生規則

**第四十五条の二** 事業者は、労働者を本邦外の地域に六月以上派遣しようとするときは、あらかじめ、当該労働者に対し、第四十四条第一項各号に掲げる項目及び厚生労働大臣が定める項目のうち医師が必要であると認める項目について、医師による健康診断を行わなければならない。

2 事業者は、本邦外の地域に六月以上派遣した労働者を本邦の地域内における業務に就かせるとき（一時的に就かせるときを除く。）は、当該労働者に対し、第四十四条第一項各号に掲げる項目及び厚生労働大臣が定める項目のうち医師が必要であると認める項目について、医師による健康診断を行わなければならない。

3 第一項の健康診断は、第四十三条、第四十四条、前条又は法第六十六条第二項前段の健康診断を受けた者（第四十三条第一項ただし書に規定する書面を提出した者を含む。）については、当該健康診断の実施の日から六月間に限り、その者が受けた当該健康診断の項目に相当する項目を省略して行うことができる。

4 第四十四条第二項の規定は、第一項及び第二項の健康診断について準用する。この場合において、同条第二項中「、第四号、第六号から第九号まで及び第十一号」とあるのは、「及び第四号」と読み替えるものとする。

診療放射線技師にとって医療上の放射線関連法規として医療法施行規則は非常に重要であり有用性も高い。抜粋した詳細規定に従い、放射線防護や健康に対する安全・安心・安定を築きあげてもらいたい。

＜確認メモ＞

# 1-2　医療法・医療法施行規則（重要条文の列記）【抜粋】

## 第４章　診療用放射線の防護　☞医療法施行規則

### 第一節　届出

医療機器の中でも特に放射線機器を備える場合については、法律により届出が必要とされているためその内容につき詳細に把握する必要がある。

参考

**（医療法第十五条第三項の厚生労働省令で定める場合）**とは

**医療法　第十五条**

**第十五条**　病院又は診療所の管理者は、この法律に定める管理者の責務を果たせるよう、当該病院又は診療所に勤務する医師、歯科医師、薬剤師その他の従業者を監督し、その他当該病院又は診療所の管理及び運営につき、必要な注意をしなければならない。

２　助産所の管理者は、この法律に定める管理者の責務を果たせるよう、当該助産所に勤務する助産師その他の従業者を監督し、その他当該助産所の管理及び運営につき、必要な注意をしなければならない。

３　病院又は診療所の管理者は、病院又は診療所に診療の用に供するエックス線装置を備えたときその他厚生労働省令で定める場合においては、厚生労働省令の定めるところにより、病院又は診療所所在地の都道府県知事に届け出なければならない

**医療法施行規則**

**（法第十五条第三項の厚生労働省令で定める場合）**

**第二十四条**　法第十五条第三項の厚生労働省令で定める場合は、次に掲げる場合とする。

**一**　病院又は診療所に、診療の用に供する一メガ電子ボルト以上のエネルギーを有する電子線又はエックス線の発生装置（以下「診療用高エネルギー放射線発生装置」という。）を備えようとする場合

**二**　病院又は診療所に、診療の用に供する陽子線又は重イオン線を照射する装置（以下「診療用粒子線照射装置」という。）を備えようとする場合

**三**　病院又は診療所に、放射線を放出する同位元素若しくはその化合物又はこれらの含有物であって放射線を放出する同位元素の数量及び濃度が別表第二に定める数量（以下「下限数量」という。）及び濃度を超えるもの（以下「放射性同位元素」という。）で密封されたものを装備している診療の用に供する照射機器で、その装備する放射性同位元素の数量が下限数量に千を乗じて得た数量を超えるもの（第七号に定める機器を除く。以下「診療用放射線照射装置」という。）を備えようとする場合

**四**　病院又は診療所に、密封された放射性同位元素を装備している診療の用に供する照射

機器でその装備する放射性同位元素の数量が下限数量に千を乗じて得た数量以下のもの（第七号に定める機器を除く。以下「診療用放射線照射器具」という。）を備えようとする場合

**五**　病院又は診療所に、診療用放射線照射器具であってその装備する放射性同位元素の物理的半減期が三十日以下のものを備えようとする場合

**六**　病院又は診療所に、前号に規定する診療用放射線照射器具を備えている場合

**七**　病院又は診療所に、密封された放射性同位元素を装備している診療の用に供する機器のうち、厚生労働大臣が定めるもの（以下「放射性同位元素装備診療機器」という。）を備えようとする場合

**八**　病院又は診療所に、密封されていない放射性同位元素であって陽電子放射断層撮影装置による画像診断に用いるもののうち、次に掲げるもの（以下「陽電子断層撮影診療用放射性同位元素」という。）を備えようとする場合

**イ**　第一条の十一第二項第二号ハ（２）に規定する医薬品

**ロ**　医薬品医療機器等法第二十三条の二の五第一項若しくは第二十三条の二の十七第一項の承認（医薬品医療機器等法第二十三条の二の五第十五項（医薬品医療機器等法第二十三条の二の十七第五項において準用する場合を含む。）の変更の承認を含む。）若しくは医薬品医療機器等法第二十三条の二の二十三第一項の認証（同条第七項の変更の認証を含む。）を受けている体外診断用医薬品又は医薬品医療機器等法第二十三条の二の十二第一項の規定による届出（同条第二項の規定による変更の届出を含む。）が行われている体外診断用医薬品

**ハ**　第一条の十一第二項第二号ハ（１）に規定するもののうち、次に掲げるもの

**（１）**　治験（医薬品医療機器等法第二条第十七項に規定する治験をいう。第三十条の三十二の二第一項第十三号及び別表第一において同じ。）に用いるもの

**（２）**　臨床研究法第二条第二項に規定する特定臨床研究に用いるもの

**（３）**　再生医療等の安全性の確保等に関する法律（平成二十五年法律第八十五号）第二条第一項に規定する再生医療等に用いるもの

**（４）**　厚生労働大臣の定める先進医療及び患者申出療養並びに施設基準（平成二十年厚生労働省告示第百二十九号）第二各号若しくは第三各号に掲げる先進医療又は第四に掲げる患者申出療養に用いるもの

**ニ**　治療又は診断のために医療を受ける者に対し投与される医薬品であって、当該治療又は診断を行う病院又は診療所において調剤されるもの（イからハまでに該当するものを除く。）

**八の二**　病院又は診療所に、密封されていない放射性同位元素であって陽電子放射断層撮影装置による画像診断に用いないもののうち、前号イからハまでに掲げるもの（以下「診療用放射性同位元素」という。）を備えようとする場合

**九**　病院又は診療所に、診療用放射性同位元素又は陽電子断層撮影診療用放射性同位元素を備えている場合

**十**　第二十四条の二第二号から第五号までに掲げる事項を変更した場合

**十一**　第二十五条第二号から第五号まで（第二十五条の二の規定により準用する場合を含む。）に掲げる事項、第二十六条第二号から第四号までに掲げる事項、第二十七条第一項第二号から第四号までに掲げる事項、第五号に該当する場合における第二十七条第一

項第三号及び第四号並びに同条第二項第二号に掲げる事項、第二十七条の二第二号から第四号までに掲げる事項又は第二十八条第一項第三号から第五号までに掲げる事項を変更しようとする場合

十二　病院又は診療所に、エックス線装置、診療用高エネルギー放射線発生装置、診療用粒子線照射装置、診療用放射線照射装置、診療用放射線照射器具又は放射性同位元素装備診療機器を備えなくなった場合

十三　病院又は診療所に、診療用放射性同位元素又は陽電子断層撮影診療用放射性同位元素を備えなくなった場合

**（エックス線装置の届出）** ☞医療法施行規則

**第二十四条の二**　病院又は診療所に診療の用に供するエックス線装置（定格出力の管電圧（波高値とする。以下同じ。）が十キロボルト以上であり、かつ、その有するエネルギーが一メガ電子ボルト未満のものに限る。以下「エックス線装置」という。）を備えたときの法第十五条第三項の規定による届出は、十日以内に、次に掲げる事項を記載した届出書を提出することによって行うものとする。

一　病院又は診療所の名称及び所在地

二　エックス線装置の製作者名、型式及び台数

三　エックス線高電圧発生装置の定格出力

四　エックス線装置及びエックス線診療室のエックス線障害の防止に関する構造設備及び予防措置の概要

五　エックス線診療に従事する医師、歯科医師、診療放射線技師又は診療エックス線技師の氏名及びエックス線診療に関する経歴

**（診療用高エネルギー放射線発生装置の届出）** ☞医療法施行規則

**第二十五条**　第二十四条第一号に該当する場合の法第十五条第三項の規定による届出は、あらかじめ、次に掲げる事項を記載した届出書を提出することによって行うものとする。

一　病院又は診療所の名称及び所在地

二　診療用高エネルギー放射線発生装置の製作者名、型式及び台数

三　診療用高エネルギー放射線発生装置の定格出力

四　診療用高エネルギー放射線発生装置及び診療用高エネルギー放射線発生装置使用室の放射線障害の防止に関する構造設備及び予防措置の概要

五　診療用高エネルギー放射線発生装置を使用する医師、歯科医師又は診療放射線技師の氏名及び放射線診療に関する経歴

六　予定使用開始時期

**（診療用粒子線照射装置の届出）** ☞医療法施行規則

**第二十五条の二**　前条の規定は、診療用粒子線照射装置について準用する。

**（診療用放射線照射装置の届出）** ☞医療法施行規則

**第二十六条**　第二十四条第三号に該当する場合の法第十五条第三項の規定による届出は、あらかじめ、次に掲げる事項を記載した届出書を提出することによって行うものとする。

一　病院又は診療所の名称及び所在地

二　診療用放射線照射装置の製作者名、型式及び個数並びに装備する放射性同位元素の種

類及びベクレル単位をもって表した数量

三　診療用放射線照射装置、診療用放射線照射装置使用室、貯蔵施設及び運搬容器並びに診療用放射線照射装置により治療を受けている患者を入院させる病室の放射線障害の防止に関する構造設備及び予防措置の概要

四　診療用放射線照射装置を使用する医師、歯科医師又は診療放射線技師の氏名及び放射線診療に関する経歴

五　予定使用開始時期

**（診療用放射線照射器具の届出）** ☞医療法施行規則

**第二十七条**　第二十四条第四号に該当する場合の法第十五条第三項の規定による届出は、あらかじめ、次に掲げる事項を記載した届出書を提出することによって行うものとする。

一　病院又は診療所の名称及び所在地

二　診療用放射線照射器具の型式及び個数並びに装備する放射性同位元素の種類及びベクレル単位をもって表した数量

三　診療用放射線照射器具使用室、貯蔵施設及び運搬容器並びに診療用放射線照射器具により治療を受けている患者を入院させる病室の放射線障害の防止に関する構造設備及び予防措置の概要

四　診療用放射線照射器具を使用する医師、歯科医師又は診療放射線技師の氏名及び放射線診療に関する経歴

五　予定使用開始時期

2　前項の規定にかかわらず、第二十四条第五号に該当する場合の法第十五条第三項の規定による届出は、あらかじめ、前項第一号、第三号及び第四号に掲げる事項のほか、次に掲げる事項を記載した届出書を提出することによって行うものとする。

一　その年に使用を予定する診療用放射線照射器具の型式及び箇数並びに装備する放射性同位元素の種類及びベクレル単位をもって表した数量

二　ベクレル単位をもって表した放射性同位元素の種類ごとの最大貯蔵予定数量及び一日の最大使用予定数量

3　第二十四条第六号に該当する場合の法第十五条第三項の規定による届出は、毎年十二月二十日までに、翌年において使用を予定する当該診療用放射線照射器具について第一項第一号及び前項第一号に掲げる事項を記載した届出書を提出することによって行うものとする。

**（放射性同位元素装備診療機器の届出）** ☞医療法施行規則

**第二十七条の二**　第二十四条第七号に該当する場合の法第十五条第三項の規定による届出は、あらかじめ、次に掲げる事項を記載した届出書を提出することによって行うものとする。

一　病院又は診療所の名称及び所在地

二　放射性同位元素装備診療機器の製作者名、型式及び台数並びに装備する放射性同位元素の種類及びベクレル単位をもって表した数量

三　放射性同位元素装備診療機器使用室の放射線障害の防止に関する構造設備及び予防措置の概要

四　放射線を人体に対して照射する放射性同位元素装備診療機器にあっては当該機器を使用する医師、歯科医師又は診療放射線技師の氏名及び放射線診療に関する経歴

五　予定使用開始時期

（診療用放射性同位元素又は陽電子断層撮影診療用放射性同位元素の届出）

☞医療法施行規則

**第二十八条**　第二十四条第八号又は第八号の二に該当する場合の法第十五条第三項の規定による届出は、あらかじめ、次に掲げる事項を記載した届出書を提出することによって行うものとする。

一　病院又は診療所の名称及び所在地

二　その年に使用を予定する診療用放射性同位元素又は陽電子断層撮影診療用放射性同位元素の種類、形状及びベクレル単位をもって表した数量

三　ベクレル単位をもって表した診療用放射性同位元素又は陽電子断層撮影診療用放射性同位元素の種類ごとの最大貯蔵予定数量、一日の最大使用予定数量及び三月間の最大使用予定数量

四　診療用放射性同位元素使用室、陽電子断層撮影診療用放射性同位元素使用室、貯蔵施設、運搬容器及び廃棄施設並びに診療用放射性同位元素又は陽電子断層撮影診療用放射性同位元素により治療を受けている患者を入院させる病室の放射線障害の防止に関する構造設備及び予防措置の概要

五　診療用放射性同位元素又は陽電子断層撮影診療用放射性同位元素を使用する医師又は歯科医師の氏名及び放射線診療に関する経歴

2　第二十四条第九号に該当する場合の法第十五条第三項の規定による届出は、毎年十二月二十日までに、翌年において使用を予定する診療用放射性同位元素又は陽電子断層撮影診療用放射性同位元素について前項第一号及び第二号に掲げる事項を記載した届出書を提出することによって行うものとする。

（変更等の届出）　☞医療法施行規則

**第二十九条**　第二十四条第十号又は第十二号に該当する場合の法第十五条第三項の規定による届出は、十日以内に、その旨を記載した届出書を提出することによって行うものとする。

2　第二十四条第十一号に該当する場合の法第十五条第三項の規定による届出は、あらかじめ、その旨を記載した届出書を提出することによって行うものとする。

3　第二十四条第十三号に該当する場合の法第十五条第三項の規定による届出は、十日以内にその旨を記載した届出書を、三十日以内に第三十条の二十四各号に掲げる措置の概要を記載した届出書を提出することによって行うものとする。

### 第二節　エックス線装置等の防護

（エックス線装置の防護）　☞医療法施行規則

**第三十条**　エックス線装置は、次に掲げる障害防止の方法を講じたものでなければならない。

一　エックス線管の容器及び照射筒は、利用線錐《すい》以外のエックス線量が次に掲げる自由空気中の空気カーマ率（以下「空気カーマ率」という。）になるようにしゃへいすること。

イ　定格管電圧が五十キロボルト以下の治療用エックス線装置にあっては、エックス線装置の接触可能表面から五センチメートルの距離において、一・〇ミリグレイ毎時以下

ロ　定格管電圧が五十キロボルトを超える治療用エックス線装置にあっては、エックス線管焦点から一メートルの距離において十ミリグレイ毎時以下かつエックス線装置の接触可能表面から五センチメートルの距離において三百ミリグレイ毎時以下

ハ　定格管電圧が百二十五キロボルト以下の口内法撮影用エックス線装置にあっては、エックス線管焦点から一メートルの距離において、〇・二五ミリグレイ毎時以下

ニ　イからハまでに掲げるエックス線装置以外のエックス線装置にあっては、エックス線管焦点から一メートルの距離において、一・〇ミリグレイ毎時以下

ホ　コンデンサ式エックス線高電圧装置にあっては、充電状態であって、照射時以外のとき、接触可能表面から五センチメートルの距離において、二十マイクログレイ毎時以下

二　エックス線装置には、次に掲げる利用線錐《すい》の総濾《ろ》過となるような附加濾《ろ》過板を付すること。

イ　定格管電圧が七十キロボルト以下の口内法撮影用エックス線装置にあっては、アルミニウム当量一・五ミリメートル以上

ロ　定格管電圧が五十キロボルト以下の乳房撮影用エックス線装置にあっては、アルミニウム当量〇・五ミリメートル以上又はモリブデン当量〇・〇三ミリメートル以上

ハ　輸血用血液照射エックス線装置、治療用エックス線装置及びイ及びロに掲げるエックス線装置以外のエックス線装置にあっては、アルミニウム当量二・五ミリメートル以上

2　透視用エックス線装置は、前項に規定するもののほか、次に掲げる障害防止の方法を講じたものでなければならない。

一　透視中の患者への入射線量率は、患者の入射面の利用線錐《すい》の中心における空気カーマ率が、五十ミリグレイ毎分以下になるようにすること。ただし、操作者の連続した手動操作のみで作動し、作動中連続した警告音等を発するようにした高線量率透視制御を備えた装置にあっては、百二十五ミリグレイ毎分以下になるようにすること。

二　透視時間を積算することができ、かつ、透視中において一定時間が経過した場合に警告音等を発することができるタイマーを設けること。

三　エックス線管焦点皮膚間距離が三十センチメートル以上になるような装置又は当該皮膚焦点間距離未満で照射することを防止するインターロックを設けること。ただし、手術中に使用するエックス線装置のエックス線管焦点皮膚間距離については、二十センチメートル以上にすることができる。

四　利用するエックス線管焦点受像器間距離において、受像面を超えないようにエックス線照射野を絞る装置を備えること。ただし、次に掲げるときは、受像面を超えるエックス線照射野を許容するものとする。

イ　受像面が円形でエックス線照射野が矩形の場合において、エックス線照射野が受像面に外接する大きさを超えないとき。

ロ　照射方向に対し垂直な受像面上で直交する二本の直線を想定した場合において、それぞれの直線におけるエックス線照射野の縁との交点及び受像面の縁との交点の間の距離（以下この条において「交点間距離」という。）の和がそれぞれ焦点受像器間距離の三パーセントを超えず、かつ、これらの交点間距離の総和が焦点受像器間距離の四パーセントを超えないとき。

五　利用線錐《すい》中の蛍光板、イメージインテンシファイア等の受像器を通過したエックス線の空気カーマ率が、利用線錐《すい》中の蛍光板、イメージインテンシファイア等の受像器の接触可能表面から十センチメートルの距離において、百五十マイクログレイ毎時以下にな

るようにすること。

六　透視時の最大受像面を三・〇センチメートル超える部分を通過したエックス線の空気カーマ率が、当該部分の接触可能表面から十センチメートルの距離において、百五十マイクログレイ毎時以下になるようにすること。

七　利用線錐《すい》以外のエックス線を有効にしゃへいするための適切な手段を講じること。

3　撮影用エックス線装置（胸部集検用間接撮影エックス線装置を除く。）は、第一項に規定するもののほか、次に掲げる障害防止の方法（CT エックス線装置にあっては第一号に掲げるものを、骨塩定量分析エックス線装置にあっては第二号に掲げるものを除く。）を講じたものでなければならない。

一　利用するエックス線管焦点受像器間距離において、受像面を超えないようにエックス線照射野を絞る装置を備えること。ただし、次に掲げるときは受像面を超えるエックス線照射野を許容するものとし、又は口内法撮影用エックス線装置にあっては照射筒の端におけるエックス線照射野の直径が六・〇センチメートル以下になるようにするものとし、乳房撮影用エックス線装置にあってはエックス線照射野について患者の胸壁に近い患者支持器の縁を超える広がりが五ミリメートルを超えず、かつ、受像面の縁を超えるエックス線照射野の広がりが焦点受像器間距離の二パーセントを超えないようにするものとすること。

イ　受像面が円形でエックス線照射野が矩形の場合において、エックス線照射野が受像面に外接する大きさを超えないとき。

ロ　照射方向に対し垂直な受像面上で直交する二本の直線を想定した場合において、それぞれの直線における交点間距離の和がそれぞれ焦点受像器間距離の三パーセントを超えず、かつ、これらの交点間距離の総和が焦点受像器間距離の四パーセントを超えないとき。

二　エックス線管焦点皮膚間距離は、次に掲げるものとすること。ただし、拡大撮影を行う場合（へに掲げる場合を除く。）にあっては、この限りでない。

イ　定格管電圧が七十キロボルト以下の口内法撮影用エックス線装置にあっては、十五センチメートル以上

ロ　定格管電圧が七十キロボルトを超える口内法撮影用エックス線装置にあっては、二十センチメートル以上

ハ　歯科用パノラマ断層撮影装置にあっては、十五センチメートル以上

ニ　移動型及び携帯型エックス線装置にあっては、二十センチメートル以上

ホ　CT エックス線装置にあっては、十五センチメートル以上

ヘ　乳房撮影用エックス線装置（拡大撮影を行う場合に限る。）にあっては、二十センチメートル以上

ト　イからヘまでに掲げるエックス線装置以外のエックス線装置にあっては、四十五センチメートル以上

三　移動型及び携帯型エックス線装置及び手術中に使用するエックス線装置にあっては、エックス線管焦点及び患者から二メートル以上離れた位置において操作できる構造とすること。

4　胸部集検用間接撮影エックス線装置は、第一項に規定するもののほか、次に掲げる障害防止の方法を講じたものでなければならない。

一　利用線錐《すい》が角錐《すい》型となり、かつ、利用するエックス線管焦点受像器間距離において、受像面を超えないようにエックス線照射野を絞る装置を備えること。ただし、照射方向に対し垂直な受像面上で直交する二本の直線を想定した場合において、それぞれの直線における交点間距離の和がそれぞれ焦点受像器間距離の三パーセントを超えず、かつ、これらの交点間距離の総和が焦点受像器間距離の四パーセントを超えないときは、受像面を超えるエックス線照射野を許容するものとすること。

二　受像器の一次防護しゃへい体は、装置の接触可能表面から十センチメートルの距離における自由空気中の空気カーマ（以下「空気カーマ」という。）が、一ばく射につき一・〇マイクログレイ以下になるようにすること。

三　被照射体の周囲には、箱状のしゃへい物を設けることとし、そのしゃへい物から十センチメートルの距離における空気カーマが、一ばく射につき一・〇マイクログレイ以下になるようにすること。ただし、エックス線装置の操作その他の業務に従事する者が照射時に室外へ容易に退避することができる場合にあっては、この限りでない。

5　治療用エックス線装置（近接照射治療装置を除く。）は、第一項に規定する障害防止の方法を講ずるほか、濾《ろ》過板が引き抜かれたときは、エックス線の発生を遮断するインターロックを設けたものでなければならない。

**（診療用高エネルギー放射線発生装置の防護）**　☞医療法施行規則

**第三十条の二**　診療用高エネルギー放射線発生装置は、次に掲げる障害防止の方法を講じたものでなければならない。

一　発生管の容器は、利用線錐《すい》以外の放射線量が利用線錐《すい》の放射線量の千分の一以下になるようにしゃへいすること。

二　照射終了直後の不必要な放射線からの被ばくを低減するための適切な防護措置を講ずること。

三　放射線発生時にその旨を自動的に表示する装置を付すること。

四　診療用高エネルギー放射線発生装置使用室の出入口が開放されているときは、放射線の発生を遮断するインターロックを設けること。

**（診療用粒子線照射装置の防護）**　☞医療法施行規則

**第三十条の二の二**　前条の規定は、診療用粒子線照射装置について準用する。この場合において、同条第一号中「発生管」とあるのは「照射管」と、同条第三号中「発生時」とあるのは「照射時」と、同条第四号中「診療用高エネルギー放射線発生装置使用室」とあるのは「診療用粒子線照射装置使用室」と、「発生を」とあるのは「照射を」と読み替えるものとする。

**（診療用放射線照射装置の防護）**　☞医療法施行規則

**第三十条の三**　診療用放射線照射装置は、次に掲げる障害防止の方法を講じたものでなければならない。

一　放射線源の収納容器は、照射口が閉鎖されているときにおいて、一メートルの距離における空気カーマ率が七十マイクログレイ毎時以下になるようにしゃへいすること。

二　放射線障害の防止に必要な場合にあっては、照射口に適当な二次電子濾《ろ》過板を設けること。

三　照射口は、診療用放射線照射装置使用室の室外から遠隔操作によって開閉できる構造のものとすること。ただし、診療用放射線照射装置の操作その他の業務に従事する者を防護するための適当な装置を設けた場合にあっては、この限りでない。

### 第三節　エックス線診療室等の構造設備

（エックス線診療室）　☞医療法施行規則

**第三十条の四**　エックス線診療室の構造設備の基準は、次のとおりとする。

一　天井、床及び周囲の画壁（以下「画壁等」という。）は、その外側における実効線量が一週間につき一ミリシーベルト以下になるようにしゃへいすることができるものとすること。ただし、その外側が、人が通行し、又は停在することのない場所である画壁等については、この限りでない。

二　エックス線診療室の室内には、エックス線装置を操作する場所を設けないこと。ただし、第三十条第四項第三号に規定する箱状のしゃへい物を設けたとき、又は近接透視撮影を行うとき、若しくは乳房撮影を行う等の場合であって必要な防護物を設けたときは、この限りでない。

三　エックス線診療室である旨を示す標識を付すること。

（診療用高エネルギー放射線発生装置使用室）　☞医療法施行規則

**第三十条の五**　診療用高エネルギー放射線発生装置使用室の構造設備の基準は、次のとおりとする。

一　画壁等は、その外側における実効線量が一週間につき一ミリシーベルト以下になるようにしゃへいすることができるものとすること。ただし、その外側が、人が通行し、又は停在することのない場所である画壁等については、この限りでない。

二　人が常時出入する出入口は、一箇所とし、当該出入口には、放射線発生時に自動的にその旨を表示する装置を設けること。

三　診療用高エネルギー放射線発生装置使用室である旨を示す標識を付すること。

（診療用粒子線照射装置使用室）　☞医療法施行規則

**第三十条の五の二**　前条の規定は、診療用粒子線照射装置使用室について準用する。この場合において、同条第二号中「発生時」とあるのは、「照射時」と読み替えるものとする。

（診療用放射線照射装置使用室）　☞医療法施行規則

**第三十条の六**　診療用放射線照射装置使用室の構造設備の基準は、次のとおりとする。

一　主要構造部等（主要構造部並びにその場所を区画する壁及び柱をいう。以下同じ。）は、耐火構造又は不燃材料を用いた構造とすること。

二　画壁等は、その外側における実効線量が一週間につき一ミリシーベルト以下になるようにしゃへいすることができるものとすること。ただし、その外側が、人が通行し、又は停在することのない場所である画壁等については、この限りでない。

三　人が常時出入する出入口は、一箇所とし、当該出入口には、放射線発生時に自動的にその旨を表示する装置を設けること。

四　診療用放射線照射装置使用室である旨を示す標識を付すること。

（診療用放射線照射器具使用室）　☞医療法施行規則

**第三十条の七**　診療用放射線照射器具使用室の構造設備の基準は、次のとおりとする。

一　画壁等は、その外側における実効線量が一週間につき一ミリシーベルト以下になるようにしゃへいすることができるものとすること。ただし、その外側が、人が通行し、又は停在することのない場所である画壁等については、この限りでない。

二　人が常時出入する出入口は、一箇所とすること。

三　診療用放射線照射器具使用室である旨を示す標識を付すること。

**（放射性同位元素装備診療機器使用室）**　☞医療法施行規則

**第三十条の七の二**　放射性同位元素装備診療機器使用室の構造設備の基準は、次のとおりとする。

一　主要構造部等は、耐火構造又は不燃材料を用いた構造とすること。

二　扉等外部に通ずる部分には、かぎその他閉鎖のための設備又は器具を設けること。

三　放射性同位元素装備診療機器使用室である旨を示す標識を付すること。

四　間仕切りを設けることその他の適切な放射線障害の防止に関する予防措置を講ずること。

**（診療用放射性同位元素使用室）**　☞医療法施行規則

**第三十条の八**　診療用放射性同位元素使用室の構造設備の基準は、次のとおりとする。

一　主要構造部等は、耐火構造又は不燃材料を用いた構造とすること。

二　診療用放射性同位元素の調剤等を行う室（以下「準備室」という。）とこれを用いて診療を行う室とに区画すること。

三　画壁等は、その外側における実効線量が一週間につき一ミリシーベルト以下になるようにしゃへいすることができるものとすること。ただし、その外側が、人が通行し、又は停在することのない場所である画壁等については、この限りでない。

四　人が常時出入する出入口は、一箇所とすること。

五　診療用放射性同位元素使用室である旨を示す標識を付すること。

六　内部の壁、床その他放射性同位元素によって汚染されるおそれのある部分は、突起物、くぼみ及び仕上材の目地等のすきまの少ないものとすること。

七　内部の壁、床その他放射性同位元素によって汚染されるおそれのある部分の表面は、平滑であり、気体又は液体が浸透しにくく、かつ、腐食しにくい材料で仕上げること。

八　出入口の付近に放射性同位元素による汚染の検査に必要な放射線測定器、放射性同位元素による汚染の除去に必要な器材及び洗浄設備並びに更衣設備を設けること。

九　準備室には、洗浄設備を設けること。

十　前二号に規定する洗浄設備は、第三十条の十一第一項第二号の規定により設ける排水設備に連結すること。

十一　準備室に気体状の放射性同位元素又は放射性同位元素によって汚染された物のひろがりを防止するフード、グローブボックス等の装置が設けられているときは、その装置は、第三十条の十一第一項第三号の規定により設ける排気設備に連結すること。

**（陽電子断層撮影診療用放射性同位元素使用室）**　☞医療法施行規則

**第三十条の八の二**　陽電子断層撮影診療用放射性同位元素使用室の構造設備の基準は、次のとおりとする。

一　主要構造部等は、耐火構造又は不燃材料を用いた構造とすること。

二　陽電子断層撮影診療用放射性同位元素の調剤等を行う室（以下「陽電子準備室」とい

う。)、これを用いて診療を行う室及び陽電子断層撮影診療用放射性同位元素が投与された患者等が待機する室に区画すること。

三　画壁等は、その外側における実効線量が一週間につき一ミリシーベルト以下になるようにしゃへいすることができるものとすること。ただし、その外側が、人が通行し、又は停在することのない場所である画壁等については、この限りでない。

四　人が常時出入する出入口は、一箇所とすること。

五　陽電子断層撮影診療用放射性同位元素使用室である旨を示す標識を付すること。

六　陽電子断層撮影診療用放射性同位元素使用室の室内には、陽電子放射断層撮影装置を操作する場所を設けないこと。

七　内部の壁、床その他放射性同位元素によって汚染されるおそれのある部分は、突起物、くぼみ及び仕上材の目地等のすきまの少ないものとすること。

八　内部の壁、床その他放射性同位元素によって汚染されるおそれのある部分の表面は、平滑であり、気体又は液体が浸透しにくく、かつ、腐食しにくい材料で仕上げること。

九　出入口の付近に放射性同位元素による汚染の検査に必要な放射線測定器、放射性同位元素による汚染の除去に必要な器材及び洗浄設備並びに更衣設備を設けること。

十　陽電子準備室には、洗浄設備を設けること。

十一　前二号に規定する洗浄設備は、第三十条の十一第一項第二号の規定により設ける排水設備に連結すること。

十二　陽電子準備室に気体状の放射性同位元素又は放射性同位元素によって汚染された物のひろがりを防止するフード、グローブボックス等の装置が設けられているときは、その装置は、第三十条の十一第一項第三号の規定により設ける排気設備に連結すること。

**(貯蔵施設)**　☞医療法施行規則

**第三十条の九**　診療用放射線照射装置、診療用放射線照射器具、診療用放射性同位元素又は陽電子断層撮影診療用放射性同位元素を貯蔵する施設（以下「貯蔵施設」という。）の構造設備の基準は、次のとおりとする。

一　貯蔵室、貯蔵箱等外部と区画された構造のものとすること。

二　貯蔵施設の外側における実効線量が一週間につき一ミリシーベルト以下になるようにしゃへいすることができるものとすること。ただし、貯蔵施設の外側が、人が通行し、又は停在することのない場所である場合は、この限りでない。

三　貯蔵室は、その主要構造部等を耐火構造とし、その開口部には、建築基準法施行令第百十二条第一項に規定する特定防火設備に該当する防火戸を設けること。ただし、診療用放射線照射装置又は診療用放射線照射器具を耐火性の構造の容器に入れて貯蔵する場合は、この限りでない。

四　貯蔵箱等は、耐火性の構造とすること。ただし、診療用放射線照射装置又は診療用放射線照射器具を耐火性の構造の容器に入れて貯蔵する場合は、この限りでない。

五　人が常時出入する出入口は、一箇所とすること。

六　扉、ふた等外部に通ずる部分には、かぎその他閉鎖のための設備又は器具を設けること。

七　貯蔵施設である旨を示す標識を付すること。

八　貯蔵施設には、次に定めるところに適合する貯蔵容器を備えること。ただし、扉、ふた等を開放した場合において一メートルの距離における実効線量率が百マイクロシーベルト毎時以下になるようにしゃへいされている貯蔵箱等に診療用放射線照射装置又は診療用放射線照射器具を貯蔵する場合は、この限りでない。

**イ**　貯蔵時において一メートルの距離における実効線量率が百マイクロシーベルト毎時以下になるようにしゃへいすることができるものとすること。

**ロ**　容器の外における空気を汚染するおそれのある診療用放射性同位元素又は陽電子断層撮影診療用放射性同位元素を入れる貯蔵容器は、気密な構造とすること。

**ハ**　液体状の診療用放射性同位元素又は陽電子断層撮影診療用放射性同位元素を入れる貯蔵容器は、こぼれにくい構造であり、かつ、液体が浸透しにくい材料を用いること。

**ニ**　貯蔵容器である旨を示す標識を付し、かつ、貯蔵する診療用放射線照射装置若しくは診療用放射線照射器具に装備する放射性同位元素又は貯蔵する診療用放射性同位元素若しくは陽電子断層撮影診療用放射性同位元素の種類及びベクレル単位をもって表した数量を表示すること。

**九**　受皿、吸収材その他放射性同位元素による汚染のひろがりを防止するための設備又は器具を設けること。

**（運搬容器）**　☞医療法施行規則

**第三十条の十**　診療用放射線照射装置、診療用放射線照射器具、診療用放射性同位元素又は陽電子断層撮影診療用放射性同位元素を運搬する容器（以下「運搬容器」という。）の構造の基準については、前条第八号イからニまでの規定を準用する。

**（廃棄施設）**　☞医療法施行規則

**第三十条の十一**　診療用放射性同位元素、陽電子断層撮影診療用放射性同位元素又は放射性同位元素によって汚染された物（以下「医療用放射性汚染物」という。）を廃棄する施設（以下「廃棄施設」という。）の構造設備の基準は、次のとおりとする。

**一**　廃棄施設の外側における実効線量が一週間につき一ミリシーベルト以下になるようにしゃへいすることができるものとすること。ただし、廃棄施設の外側が、人が通行し、又は停在することのない場所である場合は、この限りでない。

**二**　液体状の医療用放射性汚染物を排水し、又は浄化する場合には、次に定めるところにより、排水設備（排水管、排液処理槽その他液体状の医療用放射性汚染物を排水し、又は浄化する一連の設備をいう。以下同じ。）を設けること。

**イ**　排水口における排液中の放射性同位元素の濃度を第三十条の二十六第一項に定める濃度限度以下とする能力又は排水監視設備を設けて排水中の放射性同位元素の濃度を監視することにより、病院又は診療所の境界（病院又は診療所の境界に隣接する区域に人がみだりに立ち入らないような措置を講じた場合には、その区域の境界とする。以下同じ。）における排水中の放射性同位元素の濃度を第三十条の二十六第一項に定める濃度限度以下とする能力を有するものであること。

**ロ**　排液の漏れにくい構造とし、排液が浸透しにくく、かつ、腐食しにくい材料を用いること。

**ハ**　排液処理槽は、排液を採取することができる構造又は排液中における放射性同位元素の濃度が測定できる構造とし、かつ、排液の流出を調節する装置を設けること。

**ニ**　排液処理槽の上部の開口部は、ふたのできる構造とするか、又はさくその他の周囲に人がみだりに立ち入らないようにするための設備（以下「さく等」という。）を設けること。

ホ　排水管及び排液処理槽には、排水設備である旨を示す標識を付すること。

三　気体状の医療用放射性汚染物を排気し、又は浄化する場合には、次に定めるところにより、排気設備（排風機、排気浄化装置、排気管、排気口等気体状の医療用放射性汚染物を排気し、又は浄化する一連の設備をいう。以下同じ。）を設けること。ただし、作業の性質上排気設備を設けることが著しく困難である場合であって、気体状の放射性同位元素を発生し、又は放射性同位元素によって空気を汚染するおそれのないときは、この限りでない。

イ　排気口における排気中の放射性同位元素の濃度を第三十条の二十六第一項に定める濃度限度以下とする能力又は排気監視設備を設けて排気中の放射性同位元素の濃度を監視することにより、病院又は診療所の境界の外の空気中の放射性同位元素の濃度を第三十条の二十六第一項に定める濃度限度以下とする能力を有するものであること。

ロ　人が常時立ち入る場所における空気中の放射性同位元素の濃度を第三十条の二十六第二項に定める濃度限度以下とする能力を有するものとすること。

ハ　気体の漏れにくい構造とし、腐食しにくい材料を用いること。

ニ　故障が生じた場合において放射性同位元素によって汚染された物の広がりを急速に防止することができる装置を設けること。

ホ　排気浄化装置、排気管及び排気口には、排気設備である旨を示す標識を付すること。

四　医療用放射性汚染物を焼却する場合には、次に掲げる設備を設けること。

イ　次に掲げる要件を満たす焼却炉

（1）　気体が漏れにくく、かつ、灰が飛散しにくい構造であること。

（2）　排気設備に連結された構造であること。

（3）　当該焼却炉の焼却残さの搬出口が廃棄作業室（医療用放射性汚染物を焼却したのちその残さを焼却炉から搬出し、又はコンクリートその他の固型化材料により固型化（固型化するための処理を含む。）する作業を行う室をいう。以下この号において同じ。）に連結していること。

ロ　次に掲げる要件を満たす廃棄作業室

（1）　当該廃棄作業室の内部の壁、床その他放射性同位元素によって汚染されるおそれのある部分が突起物、くぼみ及び仕上材の目地等のすきまの少ない構造であること。

（2）　当該廃棄作業室の内部の壁、床その他放射性同位元素によって汚染されるおそれのある部分の表面が平滑であり、気体又は液体が浸透しにくく、かつ、腐食しにくい材料で仕上げられていること。

（3）　当該廃棄作業室に気体状の医療用放射性汚染物の広がりを防止するフード、グローブボックス等の装置が設けられているときは、その装置が排気設備に連結していること。

（4）　廃棄作業室である旨を示す標識が付されていること。

ハ　次に掲げる要件を満たす汚染検査室（人体又は作業衣、履物、保護具等人体に着用している物の表面の放射性同位元素による汚染の検査を行う室をいう。）

（1）　人が通常出入りする廃棄施設の出入口の付近等放射性同位元素による汚染の検査を行うのに最も適した場所に設けられていること。

（2） 当該汚染検査室の内部の壁、床その他放射性同位元素によって汚染されるおそれのある部分がロの（1）及び（2）に掲げる要件を満たしていること。

（3） 洗浄設備及び更衣設備が設けられ、汚染の検査のための放射線測定器及び汚染の除去に必要な器材が備えられていること。

（4） （3）の洗浄設備の排水管が排水設備に連結していること。

（5） 汚染検査室である旨を示す標識が付されていること。

五 医療用放射性汚染物を保管廃棄する場合（次号に規定する場合を除く。）には、次に定めるところにより、保管廃棄設備を設けること。

イ 外部と区画された構造とすること。

ロ 保管廃棄設備の扉、ふた等外部に通ずる部分には、かぎその他閉鎖のための設備又は器具を設けること。

ハ 保管廃棄設備には、第三十条の九第八号ロ及びハに定めるところにより、耐火性の構造である容器を備え、当該容器の表面に保管廃棄容器である旨を示す標識を付すること。

ニ 保管廃棄設備である旨を示す標識を付すること。

六 陽電子断層撮影診療用放射性同位元素（厚生労働大臣の定める種類ごとにその一日最大使用数量が厚生労働大臣の定める数量以下であるものに限る。以下この号において同じ。）又は陽電子断層撮影診療用放射性同位元素によって汚染された物を保管廃棄する場合には、陽電子断層撮影診療用放射性同位元素又は陽電子断層撮影診療用放射性同位元素によって汚染された物以外の物が混入し、又は付着しないように封及び表示をし、当該陽電子断層撮影診療用放射性同位元素の原子の数が一を下回ることが確実な期間として厚生労働大臣が定める期間を超えて管理区域内において行うこと。

2 前項第二号イ又は第三号イに規定する能力を有する排水設備又は排気設備を設けることが著しく困難な場合において、病院又は診療所の境界の外における実効線量を一年間につき一ミリシーベルト以下とする能力を排水設備又は排気設備が有することにつき厚生労働大臣の承認を受けた場合においては、同項第二号イ又は第三号イの規定は適用しない。この場合において、排水口若しくは排水監視設備のある場所において排水中の放射性同位元素の数量及び濃度を監視し、又は排気口若しくは排気監視設備のある場所において排気中の放射性同位元素の数量及び濃度を監視することにより、病院又は診療所の境界の外における実効線量を一年間につき一ミリシーベルト以下としなければならない。

3 前項の承認を受けた排水設備又は排気設備がその能力を有すると認められなくなったときは、厚生労働大臣は当該承認を取り消すことができる。

4 第一項第六号の規定により保管廃棄する陽電子断層撮影診療用放射性同位元素又は陽電子断層撮影診療用放射性同位元素によって汚染された物については、同号の厚生労働大臣が定める期間を経過した後は、陽電子断層撮影診療用放射性同位元素又は放射性同位元素によって汚染された物ではないものとする。

**（放射線治療病室）** ☞医療法施行規則

**第三十条の十二** 診療用放射線照射装置、診療用放射線照射器具、診療用放射性同位元素又は陽電子断層撮影診療用放射性同位元素により治療を受けている患者を入院させる病室（以下「放射線治療病室」という。）の構造設備の基準は、次のとおりとする。

一 画壁等の外側の実効線量が一週間につき一ミリシーベルト以下になるように画壁等そ

の他必要なしゃへい物を設けること。ただし、その外側が、人が通行し、若しくは停在することのない場所であるか又は放射線治療病室である画壁等については、この限りでない。

二　放射線治療病室である旨を示す標識を付すること。

三　第三十条の八第六号から第八号までに定めるところに適合すること。ただし、第三十条の八第八号の規定は、診療用放射線照射装置又は診療用放射線照射器具により治療を受けている患者のみを入院させる放射線治療病室については、適用しない。

## 第四節　管理者の義務

**(注意事項の掲示)**　☞医療法施行規則

**第三十条の十三**　病院又は診療所の管理者は、エックス線診療室、診療用高エネルギー放射線発生装置使用室、診療用粒子線照射装置使用室、診療用放射線照射装置使用室、診療用放射線照射器具使用室、放射性同位元素装備診療機器使用室、診療用放射性同位元素使用室、陽電子断層撮影診療用放射性同位元素使用室、貯蔵施設、廃棄施設及び放射線治療病室（以下「放射線取扱施設」という。）の目につきやすい場所に、放射線障害の防止に必要な注意事項を掲示しなければならない。

**(使用の場所等の制限)**　☞医療法施行規則

**第三十条の十四**　病院又は診療所の管理者は、次の表の上欄[†]に掲げる業務を、それぞれ同表の中欄に掲げる室若しくは施設において行い、又は同欄に掲げる器具を用いて行わなければならない。ただし、次の表の下欄[†]に掲げる場合に該当する場合は、この限りでない。

| | | |
|---|---|---|
| エックス線装置の使用 | エックス線診療室 | 特別の理由により移動して使用する場合又は特別の理由により診療用高エネルギー放射線発生装置使用室、診療用粒子線照射装置使用室、診療用放射線照射装置使用室、診療用放射線照射器具使用室、診療用放射性同位元素使用室若しくは陽電子断層撮影診療用放射性同位元素使用室において使用する場合（適切な防護措置を講じた場合に限る。） |
| 診療用高エネルギー放射線発生装置の使用 | 診療用高エネルギー放射線発生装置使用室 | 特別の理由により移動して手術室で使用する場合（適切な防護措置を講じた場合に限る。） |
| 診療用粒子線照射装置の使用 | 診療用粒子線照射装置使用室 | |
| 診療用放射線照射装置の使用 | 診療用放射線照射装置使用室 | 特別の理由によりエックス線診療室、診療用放射性同位元素使用室又は陽電子断層撮影診療用放射性同位元素使用室で使用する場合（適切な防護措置を講じた場合に限る。） |

† 本書は横書きのため，条文中の「上欄」は表中では左欄,「下欄」は右欄となる。

| | | |
|---|---|---|
| 診療用放射線照射器具の使用 | 診療用放射線照射器具使用室 | 特別の理由によりエックス線診療室、診療用放射線照射装置使用室、診療用放射性同位元素使用室若しくは陽電子断層撮影診療用放射性同位元素使用室で使用する場合、手術室において一時的に使用する場合、移動させることが困難な患者に対して放射線治療病室において使用する場合又は集中強化治療室若しくは心疾患強化治療室において一時的に使用する場合（適切な防護措置を講じた場合に限る。） |
| 放射性同位元素装備診療機器の使用 | 放射性同位元素装備診療機器使用室 | 第三十条の七の二に定める構造設備の基準に適合する室において使用する場合 |
| 診療用放射性同位元素の使用 | 診療用放射性同位元素使用室 | 手術室において一時的に使用する場合、移動させることが困難な患者に対して放射線治療病室において使用する場合、集中強化治療室若しくは心疾患強化治療室において一時的に使用する場合又は特別の理由により陽電子断層撮影診療用放射性同位元素使用室で使用する場合（適切な防護措置及び汚染防止措置を講じた場合に限る。） |
| 陽電子断層撮影診療用放射性同位元素の使用 | 陽電子断層撮影診療用放射性同位元素使用室 | |
| 診療用放射線照射装置、診療用放射線照射器具、診療用放射性同位元素又は陽電子断層撮影診療用放射性同位元素の貯蔵 | 貯蔵施設 | |
| 診療用放射線照射装置、診療用放射線照射器具、診療用放射性同位元素又は陽電子断層撮影診療用放射性同位元素の運搬 | 運搬容器 | |
| 医療用放射性汚染物の廃棄 | 廃棄施設 | |

**（診療用放射性同位元素等の廃棄の委託）** ☞医療法施行規則

**第三十条の十四の二**　病院又は診療所の管理者は、前条の規定にかかわらず、医療用放射性汚染物の廃棄を、次条に定める位置、構造及び設備に係る技術上の基準に適合する医療用放射性汚染物の詰替えをする施設（以下「廃棄物詰替施設」という。）、医療用放射性汚染物を貯蔵する施設（以下「廃棄物貯蔵施設」という。）又は廃棄施設を有する者であって別に厚生労働省令で指定するものに委託することができる。

2　前項の指定を受けようとする者は、次の事項を記載した申請書を厚生労働大臣に提出しなければならない。

一　氏名又は名称及び住所並びに法人にあっては、その代表者の氏名

二　廃棄事業所の所在地

三　廃棄の方法

四　廃棄物詰替施設の位置、構造及び設備

五　廃棄物貯蔵施設の位置、構造、設備及び貯蔵能力

六　廃棄施設の位置、構造及び設備

3　第一項の指定には、条件を付することができる。

4　前項の条件は、放射線障害を防止するため必要最小限度のものに限り、かつ、指定を受ける者に不当な義務を課することとならないものでなければならない。

5　厚生労働大臣は、第一項の指定を受けた者が第三項の指定の条件に違反した場合又はその者の有する廃棄物詰替施設、廃棄物貯蔵施設若しくは廃棄施設が第一項の技術上の基準に適合しなくなったときは、その指定を取り消すことができる。

**第三十条の十四の三**　廃棄物詰替施設の位置、構造及び設備に係る技術上の基準は、次のとおりとする。

一　地崩れ及び浸水のおそれの少ない場所に設けること。

二　建築基準法第二条第一号に規定する建築物又は同条第四号に規定する居室がある場合には、その主要構造部等は、耐火構造又は不燃材料を用いた構造とすること。

三　次の表の上欄に掲げる実効線量をそれぞれ同表の下欄に掲げる実効線量限度以下とするために必要なしゃへい壁その他のしゃへい物を設けること。

| | |
|---|---|
| 施設内の人が常時立ち入る場所において人が被ばくするおそれのある実効線量 | 廃棄事業所の境界（廃棄事業所の境界に隣接する区域に人がみだりに立ち入らないような措置を講じた場合には、その区域の境界）及び廃棄事業所内の人が居住する区域における実効線量 |
| 一週間につき一ミリシーベルト | 三月間につき二百五十マイクロシーベルト |

四　医療用放射性汚染物で密封されていないものの詰替をする場合には、第三十条の十一第一項第四号ロに掲げる要件を満たす詰替作業室及び同号ハに掲げる要件を満たす汚染検査室を設けること。

五　管理区域（外部放射線の線量、空気中の放射性同位元素の濃度又は放射性同位元素によって汚染される物の表面の放射性同位元素の密度が第三十条の二十六第三項に定める線量、濃度又は密度を超えるおそれのある場所をいう。以下同じ。）の境界には、さく等を設け、管理区域である旨を示す標識を付すること。

六　放射性同位元素を経口摂取するおそれのある場所での飲食又は喫煙を禁止する旨の標識を付すること。

2　廃棄物貯蔵施設の位置、構造及び設備に係る技術上の基準は、次のとおりとする。

一　地崩れ及び浸水のおそれの少ない場所に設けること。

二　第三十条の九第三号本文に掲げる要件を満たす貯蔵室又は同条第四号本文に掲げる要

件を満たす貯蔵箱を設け、それぞれ貯蔵室又は貯蔵箱である旨を示す標識を付すること。

三　前項第三号に掲げる要件を満たすしゃへい壁その他のしゃへい物を設けること。

四　次に掲げる要件を満たす医療用放射性汚染物を入れる貯蔵容器を備えること。

イ　容器の外における空気を汚染するおそれのある医療用放射性汚染物を入れる貯蔵容器は、気密な構造とすること。

ロ　液体状の医療用放射性汚染物を入れる貯蔵容器は、液体がこぼれにくい構造とし、かつ、液体が浸透しにくい材料を用いること。

ハ　液体状又は固体状の医療用放射性汚染物を入れる貯蔵容器で、き裂、破損等の事故の生ずるおそれのあるものには、受皿、吸収材その他医療用放射性汚染物による汚染の広がりを防止するための設備又は器具を設けること。

ニ　貯蔵容器である旨を示す標識を付すること。

五　貯蔵室又は貯蔵箱の扉、ふた等外部に通ずる部分には、かぎその他の閉鎖のための設備又は器具を設けること。

六　管理区域の境界には、さく等を設け、管理区域である旨を示す標識を付すること。

七　放射性同位元素を経口摂取するおそれのある場所での飲食又は喫煙を禁止する旨の標識を付すること。

3　前条第一項に掲げる廃棄施設の位置、構造及び設備に係る技術上の基準は、次のとおりとする。

一　地崩れ及び浸水のおそれの少ない場所に設けること。

二　主要構造部等は、耐火構造又は不燃材料を用いた構造とすること。

三　第一項第三号に掲げる要件を満たすしゃへい壁その他のしゃへい物を設けること。

四　液体状又は気体状の医療用放射性汚染物を廃棄する場合には、第三十条の十一第一項第二号に掲げる要件を満たす排水設備又は同項第三号に掲げる要件を満たす排気設備を設けること。

五　医療用放射性汚染物を焼却する場合には、第三十条の十一第一項第三号に掲げる要件を満たす排気設備、同項第四号イに掲げる要件を満たす焼却炉、同号ロに掲げる要件を満たす廃棄作業室及び同号ハに掲げる要件を満たす汚染検査室を設けること。

六　医療用放射性汚染物をコンクリートその他の固型化材料により固型化する場合には、次に掲げる要件を満たす固型化処理設備（粉砕装置、圧縮装置、混合装置、詰込装置等医療用放射性汚染物をコンクリートその他の固型化材料により固型化する設備をいう。）を設けるほか、第三十条の十一第一項第三号に掲げる要件を満たす排気設備、同項第四号ロに掲げる要件を満たす廃棄作業室及び同号ハに掲げる要件を満たす汚染検査室を設けること。

イ　医療用放射性汚染物が漏れ又はこぼれにくく、かつ、粉じんが飛散しにくい構造とすること。

ロ　液体が浸透しにくく、かつ、腐食しにくい材料を用いること。

七　医療用放射性汚染物を保管廃棄する場合には、次に掲げる要件を満たす保管廃棄設備を設けること。

イ　外部と区画された構造とすること。

ロ　扉、ふた等外部に通ずる部分には、かぎその他の閉鎖のための設備又は器具を設けること。

ハ　耐火性の構造で、かつ、前項第四号に掲げる要件を満たす保管廃棄容器を備えること。ただし、放射性同位元素によって汚染された物が大型機械等であってこれを容器に封入することが著しく困難な場合において、汚染の広がりを防止するための特別の措置を講ずるときは、この限りでない。

ニ　保管廃棄設備である旨を示す標識を付すること。

**八**　管理区域の境界には、さく等を設け、管理区域である旨を示す標識を付すること。

**九**　放射性同位元素を経口摂取するおそれのある場所での飲食又は喫煙を禁止する旨の標識を付すること。

**4**　第三十条の十一第二項及び第三項の規定は、前項第四号から第六号までの排水設備又は排気設備について準用する。この場合において、同条第二項中「前項第二号イ」とあるのは「前項第四号から第六号までに掲げる排水設備又は排気設備について、第三十条の十一第一項第二号イ」と、「病院又は診療所」とあるのは「廃棄施設」と読み替えるものとする。

**（患者の入院制限）**　☞医療法施行規則

**第三十条の十五**　病院又は診療所の管理者は、診療用放射線照射装置若しくは診療用放射線照射器具を持続的に体内に挿入して治療を受けている患者又は診療用放射性同位元素若しくは陽電子断層撮影診療用放射性同位元素により治療を受けている患者を放射線治療病室以外の病室に入院させてはならない。ただし、適切な防護措置及び汚染防止措置を講じた場合にあっては、この限りでない。

**2**　病院又は診療所の管理者は、放射線治療病室に、前項に規定する患者以外の患者を入院させてはならない。

**（管理区域）**　☞医療法施行規則

**第三十条の十六**　病院又は診療所の管理者は、病院又は診療所内における管理区域に、管理区域である旨を示す標識を付さなければならない。

**2**　病院又は診療所の管理者は、前項の管理区域内に人がみだりに立ち入らないような措置を講じなければならない。

**（敷地の境界等における防護）**　☞医療法施行規則

**第三十条の十七**　病院又は診療所の管理者は、放射線取扱施設又はその周辺に適当なしゃへい物を設ける等の措置を講ずることにより、病院又は診療所内の人が居住する区域及び病院又は診療所の敷地の境界における線量を第三十条の二十六第四項に定める線量限度以下としなければならない。

**（放射線診療従事者等の被ばく防止）**　☞医療法施行規則

**第三十条の十八**　病院又は診療所の管理者は、第一号から第三号までに掲げる措置のいずれか及び第四号から第六号までに掲げる措置を講ずるとともに、放射線診療従事者等（エックス線装置、診療用高エネルギー放射線発生装置、診療用粒子線照射装置、診療用放射線照射装置、診療用放射線照射器具、放射性同位元素装備診療機器、診療用放射性同位元素又は陽電子断層撮影診療用放射性同位元素（以下この項において「エックス線装置等」という。）の取扱い、管理又はこれに付随する業務に従事する者であって管理区域に立ち入るものをいう。以下同じ。）が被ばくする線量が第三十条の二十七に定める実効線量限度及び等価線量限度を超えないようにしなければならない。

一 しゃへい壁その他のしゃへい物を用いることにより放射線のしゃへいを行うこと。

二 遠隔操作装置又は鉗《かん》子を用いることその他の方法により、エックス線装置等と人体との間に適当な距離を設けること。

三 人体が放射線に被ばくする時間を短くすること。

四 診療用放射性同位元素使用室、陽電子断層撮影診療用放射性同位元素使用室、貯蔵施設、廃棄施設又は放射線治療病室において放射線診療従事者等が呼吸する空気に含まれる放射性同位元素の濃度が第三十条の二十六第二項に定める濃度限度を超えないようにすること。

五 診療用放射性同位元素使用室、陽電子断層撮影診療用放射性同位元素使用室、貯蔵施設、廃棄施設又は放射線治療病室内の人が触れるものの放射性同位元素の表面密度が第三十条の二十六第六項に定める表面密度限度を超えないようにすること。

六 放射性同位元素を経口摂取するおそれのある場所での飲食又は喫煙を禁止すること。

2 前項の実効線量及び等価線量は、外部放射線に被ばくすること（以下「外部被ばく」という。）による線量及び人体内部に摂取した放射性同位元素からの放射線に被ばくすること（以下「内部被ばく」という。）による線量について次に定めるところにより測定した結果に基づき厚生労働大臣の定めるところにより算定しなければならない。

一 外部被ばくによる線量の測定は、一センチメートル線量当量及び七十マイクロメートル線量当量（中性子線については、一センチメートル線量当量）を放射線測定器を用いて測定することにより行うこと。ただし、放射線測定器を用いて測定することが、著しく困難である場合には、計算によってこれらの値を算出することができる。

二 外部被ばくによる線量は、胸部（女子（妊娠する可能性がないと診断された者及び妊娠する意思がない旨を病院又は診療所の管理者に書面で申し出た者を除く。以下この号において同じ。）にあっては腹部）について測定すること。ただし、体幹部（人体部位のうち、頭部、けい部、胸部、上腕部、腹部及び大たい部をいう。以下同じ。）を頭部及びけい部、胸部及び上腕部並びに腹部及び大たい部に三区分した場合において、被ばくする線量が最大となるおそれのある区分が胸部及び上腕部（女子にあっては腹部及び大たい部）以外であるときは、当該区分についても測定し、また、被ばくする線量が最大となるおそれのある人体部位が体幹部以外の部位であるときは、当該部位についても測定すること。

三 外部被ばくによる線量の測定は、一センチメートル線量当量及び七十マイクロメートル線量当量（中性子線については、一センチメートル線量当量）を放射線測定器を用いて測定することにより行うこと。

四 外部被ばくによる線量の測定は、管理区域に立ち入っている間継続して行うこと。

五 内部被ばくによる線量の測定は、放射性同位元素を誤って吸入摂取し、又は経口摂取した場合にはその都度、診療用放射性同位元素使用室、陽電子断層撮影診療用放射性同位元素使用室その他放射性同位元素を吸入摂取し、又は経口摂取するおそれのある場所に立ち入る場合には三月を超えない期間ごとに一回（妊娠中である女子にあっては、本人の申出等により病院又は診療所の管理者が妊娠の事実を知った時から出産までの間一月を超えない期間ごとに一回）、厚生労働大臣の定めるところにより行うこと。

**(患者の被ばく防止)** ☞医療法施行規則

**第三十条の十九** 病院又は診療所の管理者は、しゃへい壁その他のしゃへい物を用いる等の措置を講ずることにより、病院又は診療所内の病室に入院している患者の被ばくする放射線（診療により被ばくする放射線を除く。）の実効線量が三月間につき一・三ミリシーベルトを超えないようにしなければならない。

**（取扱者の遵守事項）** ☞医療法施行規則

**第三十条の二十**　病院又は診療所の管理者は、医療用放射性汚染物を取り扱う者に次に掲げる事項を遵守させなければならない。

一　診療用放射性同位元素使用室、陽電子断層撮影診療用放射性同位元素使用室又は廃棄施設においては作業衣等を着用し、また、これらを着用してみだりにこれらの室又は施設の外に出ないこと。

二　放射性同位元素によって汚染された物で、その表面の放射性同位元素の密度が第三十条の二十六第六項に定める表面密度限度を超えているものは、みだりに診療用放射性同位元素使用室、陽電子断層撮影診療用放射性同位元素使用室、廃棄施設又は放射線治療病室から持ち出さないこと。

三　放射性同位元素によって汚染された物で、その表面の放射性同位元素の密度が第三十条の二十六第六項に定める表面密度限度の十分の一を超えているものは、みだりに管理区域からもち出さないこと。

2　病院又は診療所の管理者は、放射線診療を行う医師又は歯科医師に次に掲げる事項を遵守させなければならない。

一　エックス線装置を使用しているときは、エックス線診療室の出入口にその旨を表示すること。

二　診療用放射線照射装置、診療用放射線照射器具、診療用放射性同位元素又は陽電子断層撮影診療用放射性同位元素により治療を受けている患者には適当な標示を付すること。

**（エックス線装置等の測定）** ☞医療法施行規則

**第三十条の二十一**　病院又は診療所の管理者は、治療用エックス線装置、診療用高エネルギー放射線発生装置、診療用粒子線照射装置及び診療用放射線照射装置について、その放射線量を六月を超えない期間ごとに一回以上線量計で測定し、その結果に関する記録を五年間保存しなければならない。

**（放射線障害が発生するおそれのある場所の測定）** ☞医療法施行規則

**第三十条の二十二**　病院又は診療所の管理者は、放射線障害の発生するおそれのある場所について、診療を開始する前に一回及び診療を開始した後にあっては一月を超えない期間ごとに一回（第一号に掲げる測定にあっては六月を超えない期間ごとに一回、第二号に掲げる測定にあっては排水し、又は排気する都度（連続して排水し、又は排気する場合は、連続して））放射線の量及び放射性同位元素による汚染の状況を測定し、その結果に関する記録を五年間保存しなければならない。

一　エックス線装置、診療用高エネルギー放射線発生装置、診療用粒子線照射装置、診療用放射線照射装置又は放射性同位元素装備診療機器を固定して取り扱う場合であって、取扱いの方法及びしゃへい壁その他しゃへい物の位置が一定している場合におけるエックス線診療室、診療用高エネルギー放射線発生装置使用室、診療用粒子線照射装置使用室、診療用放射線照射装置使用室、放射性同位元素装備診療機器使用室、管理区域の境

界、病院又は診療所内の人が居住する区域及び病院又は診療所の敷地の境界における放射線の量の測定

二　排水設備の排水口、排気設備の排気口、排水監視設備のある場所及び排気監視設備のある場所における放射性同位元素による汚染の状況の測定

2　前項の規定による放射線の量及び放射性同位元素による汚染の状況の測定は、次の各号に定めるところにより行う。

一　放射線の量の測定は、一センチメートル線量当量率又は一センチメートル線量当量について行うこと。ただし、七十マイクロメートル線量当量率が一センチメートル線量当量率の十倍を超えるおそれのある場所又は七十マイクロメートル線量当量が一センチメートル線量当量の十倍を超えるおそれのある場所においては、それぞれ七十マイクロメートル線量当量率又は七十マイクロメートル線量当量について行うこと。

二　放射線の量及び放射性同位元素による汚染の状況の測定は、これらを測定するために最も適した位置において、放射線測定器を用いて行うこと。ただし、放射線測定器を用いて測定することが著しく困難である場合には、計算によってこれらの値を算出することができる。

三　前二号の測定は、次の表の上欄に掲げる項目に応じてそれぞれ同表の下欄に掲げる場所について行うこと。

| 項目 | 場所 |
|---|---|
| 放射線の量 | イ　エックス線診療室、診療用高エネルギー放射線発生装置使用室、診療用粒子線照射装置使用室、診療用放射線照射装置使用室、診療用放射線照射器具使用室、放射性同位元素装備診療機器使用室、診療用放射性同位元素使用室及び陽電子断層撮影診療用放射性同位元素使用室<br>ロ　貯蔵施設<br>ハ　廃棄施設<br>ニ　放射線治療病室<br>ホ　管理区域の境界<br>ヘ　病院又は診療所内の人が居住する区域<br>ト　病院又は診療所の敷地の境界 |
| 放射性同位元素による汚染の状況 | イ　診療用放射性同位元素使用室及び陽電子断層撮影診療用放射性同位元素使用室<br>ロ　診療用放射性同位元素又は陽電子断層撮影診療用放射性同位元素により治療を受けている患者を入院させる放射線治療病室<br>ハ　排水設備の排水口<br>ニ　排気設備の排気口<br>ホ　排水監視設備のある場所<br>ヘ　排気監視設備のある場所<br>ト　管理区域の境界 |

**（記帳）**　☞医療法施行規則

**第三十条の二十三**　病院又は診療所の管理者は、帳簿を備え、次の表の上欄に掲げる室ごとにそれぞれ同表の中欄に掲げる装置又は器具の一週間当たりの延べ使用時間を記載し、これを一年ごとに閉鎖し、閉鎖後二年間保存しなければならない。ただし、その室の画壁等の外側における実効線量率がそれぞれ同表の下欄に掲げる線量率以下になるようにしゃへいされている室については、この限りでない。

| | | |
|---|---|---|
| 治療用エックス線装置を使用しないエックス線診療室 | 治療用エックス線装置以外のエックス線装置 | 四十マイクロシーベルト毎時 |
| 治療用エックス線装置を使用するエックス線診療室 | エックス線装置 | 二十マイクロシーベルト毎時 |
| 診療用高エネルギー放射線発生装置使用室 | 診療用高エネルギー放射線発生装置 | 二十マイクロシーベルト毎時 |
| 診療用粒子線照射装置使用室 | 診療用粒子線照射装置 | 二十マイクロシーベルト毎時 |
| 診療用放射線照射装置使用室 | 診療用放射線照射装置 | 二十マイクロシーベルト毎時 |
| 診療用放射線照射器具使用室 | 診療用放射線照射器具 | 六十マイクロシーベルト毎時 |
| 治療用エックス線装置を使用しないエックス線診療室 | 治療用エックス線装置以外のエックス線装置 | 四十マイクロシーベルト毎時 |

**2**　病院又は診療所の管理者は、帳簿を備え、診療用放射線照射装置、診療用放射線照射器具、診療用放射性同位元素又は陽電子断層撮影診療用放射性同位元素の入手、使用及び廃棄並びに放射性同位元素によって汚染された物の廃棄に関し、次に掲げる事項を記載し、これを一年ごとに閉鎖し、閉鎖後五年間保存しなければならない。

一　入手、使用又は廃棄の年月日

二　入手、使用又は廃棄に係る診療用放射線照射装置又は診療用放射線照射器具の型式及び個数

三　入手、使用又は廃棄に係る診療用放射線照射装置又は診療用放射線照射器具に装備する放射性同位元素の種類及びベクレル単位をもって表した数量

四　入手、使用若しくは廃棄に係る医療用放射性汚染物の種類及びベクレル単位をもって表わした数量

五　使用した者の氏名又は廃棄に従事した者の氏名並びに廃棄の方法及び場所

**(廃止後の措置)**　☞医療法施行規則

**第三十条の二十四**　病院又は診療所の管理者は、その病院又は診療所に診療用放射性同位元素又は陽電子断層撮影診療用放射性同位元素を備えなくなったときは、三十日以内に次に掲げる措置を講じなければならない。

一　放射性同位元素による汚染を除去すること。

二　放射性同位元素によって汚染された物を譲渡し、又は廃棄すること。

**(事故の場合の措置)**　☞医療法施行規則

**第三十条の二十五**　病院又は診療所の管理者は、地震、火災その他の災害又は盗難、紛失その他の事故により放射線障害が発生し、又は発生するおそれがある場合は、ただちにその旨を病院又は診療所の所在地を管轄する保健所、警察署、消防署その他関係機関に通報するとともに放射線障害の防止につとめなければならない。

## 第五節　限度

（濃度限度等）　☞医療法施行規則

**第三十条の二十六**　第三十条の十一第一項第二号イ及び第三号イに規定する濃度限度は、排液中若しくは排水中又は排気中若しくは空気中の放射性同位元素の三月間についての平均濃度が次に掲げる濃度とする。

一　放射性同位元素の種類（別表第三に掲げるものをいう。次号及び第三号において同じ。）が明らかで、かつ、一種類である場合にあっては、別表第三の第一欄に掲げる放射性同位元素の種類に応じて、排液中又は排水中の濃度については第三欄、排気中又は空気中の濃度については第四欄に掲げる濃度

二　放射性同位元素の種類が明らかで、かつ、排液中若しくは排水中又は排気中若しくは空気中にそれぞれ二種類以上の放射性同位元素がある場合にあっては、それらの放射性同位元素の濃度のそれぞれの放射性同位元素についての前号の濃度に対する割合の和が一となるようなそれらの放射性同位元素の濃度

三　放射性同位元素の種類が明らかでない場合にあっては、別表第三の第三欄又は第四欄に掲げる排液中若しくは排水中の濃度又は排気中若しくは空気中の濃度（それぞれ当該排液中若しくは排水中又は排気中若しくは空気中に含まれていないことが明らかである放射性物質の種類に係るものを除く。）のうち、最も低いもの

四　放射性同位元素の種類が明らかで、かつ、当該放射性同位元素の種類が別表第三に掲げられていない場合にあっては、別表第四の第一欄に掲げる放射性同位元素の区分に応じて排液中又は排水中の濃度については第三欄、排気中又は空気中の濃度については第四欄に掲げる濃度

2　第三十条の十一第一項第三号ロ及び第三十条の十八第一項第四号に規定する空気中の放射性同位元素の濃度限度は、一週間についての平均濃度が次に掲げる濃度とする。

一　放射性同位元素の種類（別表第三に掲げるものをいう。次号及び第三号において同じ。）が明らかで、かつ、一種類である場合にあっては、別表第三の第一欄に掲げる放射性同位元素の種類に応じて、第二欄に掲げる濃度

二　放射性同位元素の種類が明らかで、かつ、空気中に二種類以上の放射性同位元素がある場合にあっては、それらの放射性同位元素の濃度のそれぞれの放射性同位元素についての前号の濃度に対する割合の和が一となるようなそれらの放射性同位元素の濃度

三　放射性同位元素の種類が明らかでない場合にあっては、別表第三の第二欄に掲げる濃度（当該空気中に含まれていないことが明らかである放射性物質の種類に係るものを除く。）のうち、最も低いもの

四　放射性同位元素の種類が明らかで、かつ、当該放射性同位元素の種類が別表第三に掲げられていない場合にあっては、別表第四の第一欄に掲げる放射性同位元素の区分に応じてそれぞれ第二欄に掲げる濃度

3　管理区域に係る外部放射線の線量、空気中の放射性同位元素の濃度及び放射性同位元素によって汚染される物の表面の放射性同位元素の密度は、次のとおりとする。

一　外部放射線の線量については、実効線量が三月間につき一・三ミリシーベルト

二　空気中の放射性同位元素の濃度については、三月間についての平均濃度が前項に規定する濃度の十分の一

三　放射性同位元素によって汚染される物の表面の放射性同位元素の密度については、第

六項に規定する密度の十分の一

**四**　第一号及び第二号の規定にかかわらず、外部放射線に被ばくするおそれがあり、かつ、空気中の放射性同位元素を吸入摂取するおそれがあるときは、実効線量の第一号に規定する線量に対する割合と空気中の放射性同位元素の濃度の第二号に規定する濃度に対する割合の和が一となるような実効線量及び空気中の放射性同位元素の濃度

**4**　第三十条の十七に規定する線量限度は、実効線量が三月間につき二百五十マイクロシーベルトとする。

**5**　第一項及び前項の規定については、同時に外部放射線に被ばくするおそれがあり、又は空気中の放射性同位元素を吸入摂取し若しくは水中の放射性同位元素を経口摂取するおそれがあるときは、それぞれの濃度限度又は線量限度に対する割合の和が一となるようなその空気中若しくは水中の濃度又は線量をもって、その濃度限度又は線量限度とする。

**6**　第三十条の十八第一項第五号並びに第三十条の二十第一項第二号及び第三号に規定する表面密度限度は、別表第五の左欄に掲げる区分に応じてそれぞれ同表の右欄に掲げる密度とする。

**（線量限度）**　☞医療法施行規則

**第三十条の二十七**　第三十条の十八第一項に規定する放射線診療従事者等に係る実効線量限度は、次のとおりとする。ただし、放射線障害を防止するための緊急を要する作業に従事した放射線診療従事者等（女子については、妊娠する可能性がないと診断された者及び妊娠する意思がない旨を病院又は診療所の管理者に書面で申し出た者に限る。次項において「緊急放射線診療従事者等」という。）に係る実効線量限度は、百ミリシーベルトとする。

**一**　平成十三年四月一日以後五年ごとに区分した各期間につき百ミリシーベルト

**二**　四月一日を始期とする一年間につき五十ミリシーベルト

**三**　女子（妊娠する可能性がないと診断された者、妊娠する意思がない旨を病院又は診療所の管理者に書面で申し出た者及び次号に規定する者を除く。）については、前二号に規定するほか、四月一日、七月一日、十月一日及び一月一日を始期とする各三月間につき五ミリシーベルト

**四**　妊娠中である女子については、第一号及び第二号に規定するほか、本人の申出等により病院又は診療所の管理者が妊娠の事実を知った時から出産までの間につき、内部被ばくについて一ミリシーベルト

**2**　第三十条の十八第一項に規定する放射線診療従事者等に係る等価線量限度は、次のとおりとする。

**一**　眼の水晶体については、令和三年四月一日以後五年ごとに区分した各期間につき百ミリシーベルト及び四月一日を始期とする一年間につき五十ミリシーベルト（緊急放射線診療従事者等に係る眼の水晶体の等価線量限度は、三百ミリシーベルト）

**二**　皮膚については、四月一日を始期とする一年間につき五百ミリシーベルト（緊急放射線診療従事者等に係る皮膚の等価線量限度は、一シーベルト）

**三**　妊娠中である女子の腹部表面については、前項第四号に規定する期間につき二ミリシーベルト

（昭六三厚令五六・全改、平一二厚令一四九・令二厚労令八一・一部改正）

# 1-3 人事院規則

**人事院規則一〇一五（職員の放射線障害の防止）**昭和三十八年人事院規則一〇一五

**（定義）** ☞人事院規則

**第三条**　この規則で「放射線」とは、直接又は間接に空気を電離する能力をもつ粒子線又は電磁波で、次に掲げるものをいう。

**一**　アルファ線、重陽子線、陽子線その他の重荷電粒子線

**二**　ベータ線及び電子線

**三**　中性子線

**四**　ガンマ線及びエックス線

**2**　この規則で「放射性物質」とは、放射線を放出する同位元素（以下「放射性同位元素」という。）、その化合物及びこれらの含有物で、次の各号のいずれかに該当するものをいう。

**一**　放射性同位元素が一種類であり、かつ、別表第一の第一欄に掲げるものにあっては、同欄に掲げる種類に応じ、同表の第二欄に掲げる数量及び同表の第三欄に掲げる濃度を超えるもの

**二**　放射性同位元素が一種類であり、かつ、別表第二の第一欄に掲げるものにあっては、同欄に掲げる種類に応じ、同表の第二欄に掲げる数量を超えるもの。ただし、その数量が三・七メガベクレル以下の密封されたもの及びその濃度が七十四ベクレル毎グラム以下の固体のものを除く。

**三**　放射性同位元素が二種類以上であり、かつ、そのいずれもが別表第一の第一欄に掲げるものにあっては、次のいずれにも該当するもの

**イ**　別表第一の第一欄に掲げる放射性同位元素のそれぞれの数量の同表の第二欄に掲げる数量に対する割合の和が一を超えるもの

**ロ**　別表第一の第一欄に掲げる放射性同位元素のそれぞれの濃度の同表の第三欄に掲げる濃度に対する割合の和が一を超えるもの

**四**　放射性同位元素が二種類以上であり、かつ、前号に掲げるもの以外のものにあっては、別表第一の第一欄又は別表第二の第一欄に掲げる放射性同位元素のそれぞれの数量の別表第一の第二欄又は別表第二の第二欄に掲げる数量に対する割合の和が一を超えるもの。ただし、その数量が三・七メガベクレル以下の密封されたもの及びその濃度が七十四ベクレル毎グラム以下の固体のものを除く。

**3**　この規則で「管理区域」とは、次の各号の一に該当する区域をいう。

**一**　外部放射線による実効線量が、三月間につき一・三ミリシーベルトを超えるおそれのある区域

**二**　空気中の放射性物質の濃度が、人事院の定める濃度を超えるおそれのある区域

**三**　放射性物質によって汚染される物の表面の放射性物質の密度が、人事院の定める密度を超えるおそれのある区域

四　三月間についての外部放射線による実効線量の第一号に掲げる線量に対する割合と空気中の放射性物質の濃度の第二号に掲げる濃度に対する割合の和が、一を超えるおそれのある区域

4　前項及び第十四条に規定する実効線量の算定については、人事院の定めるところにより行うものとする。

5　この規則で「放射線業務」とは、次の各号のいずれかに該当する業務（規則一〇―一三第一条に規定する除染等関連業務及び特定線量下業務を除く。）をいう。

一　エックス線を発生させる装置（次号の装置を除く。以下「エックス線装置」という。）の使用又はエックス線の発生を伴う当該装置の検査

二　サイクロトロン、ベータトロンその他の荷電粒子を加速する装置（以下「荷電粒子加速装置」という。）の使用又は放射線の発生を伴う当該装置の検査

三　エックス線管又はケノトロンのガス抜き又はエックス線の発生を伴うこれらの検査

四　ガンマ線照射装置その他の放射性物質を装備している機器（以下「放射性物質装備機器」という。）の取扱い

五　放射性物質又は当該放射性物質若しくは荷電粒子加速装置から発生した放射線により汚染された物の取扱い

六　原子炉の運転

七　前各号に掲げる業務に付随する業務で管理区域に立ち入って行うもの

八　管理区域内において行う立入検査等（法令に基づくものに限る。）の業務で人事院が定めるもの

**（職員の実効線量及び等価線量の限度）**　☞人事院規則

**第四条**　各省各庁の長は、管理区域内において放射線業務に従事する職員（以下「放射線業務従事職員」という。）の実効線量が、次に掲げる限度を超えないようにしなければならない。

一　五年ごとに区分した各期間の実効線量の限度　百ミリシーベルト

二　一の年度（四月一日から翌年の三月三十一日までをいう。以下同じ。）の実効線量の限度　五十ミリシーベルト

三　四月一日、七月一日、十月一日及び一月一日を初日とする各三月間の女子（妊娠する可能性がないと診断された女子及び妊娠と診断された時から出産までの間（以下「妊娠中」という。）の女子を除く。）の実効線量の限度　五ミリシーベルト

四　妊娠中の女子の体内に摂取した放射性物質からの放射線に被ばくすること（以下「内部被ばく」という。）による実効線量の限度　一ミリシーベルト

2　各省各庁の長は、管理区域内において業務を行う放射線業務従事職員の等価線量が、次の各号に掲げる組織等の区分に応じ、当該各号に定める限度を超えないようにしなければならない。

一　眼の水晶体　前項第一号に規定する五年ごとに区分した各期間につき百ミリシーベルト及び一の年度につき五十ミリシーベルト

二　皮膚　一の年度につき五百ミリシーベルト

三　妊娠中の女子の腹部表面　二ミリシーベルト

（緊急作業における被ばく限度）　☞人事院規則

**第四条の二**　第二十条第一項各号のいずれかに該当する場合における放射線障害を防止するための緊急を要する作業（以下「緊急作業」という。）に従事する男子職員及び妊娠する可能性がないと診断された女子職員の当該緊急作業の期間中の線量の限度は、前条第一項各号及び第二項各号の規定にかかわらず、次の各号に掲げる区分ごとに当該各号に定めるものとする。

一　実効線量　百ミリシーベルト

二　等価線量　眼の水晶体については三百ミリシーベルト、皮膚については一シーベルト

（記録等）　☞人事院規則

**第二十四条**　各省各庁の長は、次に掲げるものについて記録を作成しなければならない。

一　第五条の規定による職員の線量の測定の結果並びにこれに基づき算定した実効線量及び等価線量

二　第十九条第二項第一号の措置を講じられた職員の身体の汚染の状態

三　緊急作業に従事した職員及び第二十二条の規定により医師の診察又は処置を受けた職員の実効線量及び等価線量又は汚染の状態

四　放射線業務に従事した職員の作業内容等

五　前条第一項から第三項までの規定による測定の結果

2　前項第一号については、四月一日、七月一日、十月一日及び一月一日を初日とする三月ごと、一の年度ごと（眼の水晶体に受けた等価線量にあっては、四月一日、七月一日、十月一日及び一月一日を初日とする三月ごと、一の年度ごと並びに第四条第一項第一号に規定する五年ごとに区分した各期間ごと）並びに一月測定職員については毎月一日を初日とする一月ごとに、その期間中における線量の測定の結果並びにこれに基づき算定した当該期間における実効線量及び等価線量をそれぞれ記録するものとする。

3　前項による実効線量及び眼の水晶体に受けた等価線量の算定の結果、一の年度についての実効線量又は眼の水晶体に受けた等価線量が二十ミリシーベルトを超えた場合は、当該年度以降は、当該年度を含む第四条第一項第一号に規定する五年ごとに区分した期間の累積実効線量（一の年度ごとに算定された実効線量の合計をいう。以下同じ。）及び累積等価線量（一の年度ごとに算定された眼の水晶体に受けた等価線量の合計をいう。以下同じ。）を当該期間中毎年度集計し、それらの線量の記録を作成しなければならない。

4　各省各庁の長は、第五条の規定に基づき線量を測定された職員に、前二項の記録後速やかにその職員の当該期間中の実効線量及び等価線量並びに累積実効線量及び累積等価線量を知らせなければならない。

（教育の実施）　☞人事院規則

**第二十五条**　各省各庁の長は、職員を放射線業務に従事させる場合には、あらかじめ人事院の定めるところにより放射線障害の防止のための教育を行わなければならない。

（健康診断）　☞人事院規則

**第二十六条**　放射線業務従事職員に係る規則一〇—四別表第三第二号に掲げる業務に係る同規則第十九条第一項の健康診断及び同規則第二十条第二項第二号の特別定期健康診断（次

条第一項の規定によるものを除く。）の検査の項目は、次に掲げるものとする。

一　被ばく経歴の評価

二　末梢《しょう》血液中の白血球数及び白血球百分率の検査

三　末梢《しょう》血液中の赤血球数の検査及び血色素量又はヘマトクリット値の検査

四　白内障に関する眼の検査

五　皮膚の検査

2　前項に規定する規則一〇―四第十九条第一項の健康診断については、使用する線源の種類等に応じて前項第四号に掲げる検査項目を省略することができる。

3　第一項に規定する特別定期健康診断は、その業務に従事した後六月を超えない期間ごとに一回行わなければならない。

4　第一項に規定する特別定期健康診断の検査項目のうち同項第二号から第五号までに掲げる検査項目については、当該特別定期健康診断を行おうとする日の属する年度の前年度の実効線量が五ミリシーベルトを超えず、かつ、当該特別定期健康診断を行おうとする日の属する年度の実効線量が五ミリシーベルトを超えるおそれのない職員にあっては、医師が必要と認めるときに限りその全部又は一部を行うものとし、それ以外の職員にあっては、医師が必要でないと認めるときは、その全部又は一部を省略することができる

重要

**人事院規則一〇―五（職員の放射線障害の防止）** 昭和三十八年人事院規則一〇―五

**（健康診断）**

**第二十六条**　放射線業務従事職員に係る規則一〇―四別表第三第二号に掲げる業務に係る同規則第十九条第一項の健康診断及び同規則第二十条第二項第二号の特別定期健康診断（次条第一項の規定によるものを除く。）の検査の項目は、次に掲げるものとする。

一　被ばく経歴の評価

二　末梢《しょう》血液中の白血球数及び白血球百分率の検査

三　末梢《しょう》血液中の赤血球数の検査及び血色素量又はヘマトクリット値の検査

四　白内障に関する眼の検査

五　皮膚の検査

**放射線定義・健康診断・線量限度に注目して、各論 1 については詳述した。**

<確認メモ>

# 各　論　2

まずは以下の様式で用語の正確な理解を訓練してもらいたい。その上で他者に対する簡潔な説明ができることを確認してもらいたい。他者への説明責任を果たせることが専門職としての責務でもあり、関係法規の学習効果を発揮する大きなチャンスでもあるからだ。

## 2. 用語の定義

以下の，**放射性同位元素等の規制に関する法律施行規則**（昭和三十五年総理府令第五十六号）による条文から，内容を要約して説明できるようにする。

**第一条**　この規則において、次の各号に掲げる用語の意義は、それぞれ当該各号に定めるところによる。

一　管理区域　外部放射線に係る線量が原子力規制委員会が定める線量を超え、空気中の放射性同位元素（放射線発生装置から発生した放射線により生じた放射線を放出する同位元素を含む。以下この号、第四号、第十二号及び第十三号、第十四条の八において準用する第十四条の七第一項第四号及び第五号、第十四条の十において準用する第十四条の九第四号ハ、第十四条の十一、第十五条第一項第四号及び第十号、第十七条第一項第七号及び第二項、第十八条第一項第一号イ及び第三号、第十八条の三第二項、第十八条の四第八号、第十八条の五、第十八条の六、第十八条の十一第一号イ及び第二号ロ、第十九条第一項（第十三号ニ及び第十六号を除く。）、第三項及び第五項第二号、第二十条（第一項第四号ロ及びハを除く。）、第二十一条第一項第六号、第二十二条第一項第三号、第二十二条の三第一項、第二十四条第一項第一号レ、第四号イ及び第五号、第二十六条第一項第三号及び第七号ニ並びに第二項第二号、第二十九条第一項第四号、第二十九条の四第一号、第二十九条の七並びに第三十九条第一項において同じ。）の濃度が原子力規制委員会が定める濃度を超え、又は放射性同位元素によって汚染される物の表面の放射性同位元素の密度が原子力規制委員会が定める密度を超えるおそれのある場所

二　作業室　密封されていない放射性同位元素の使用若しくは詰替えをし、又は放射性同位元素若しくは放射線発生装置から発生した放射線により生じた放射線を放出する同位元素によって汚染された物（以下「放射性汚染物」という。）で密封されていないものの詰替えをする室

三　廃棄作業室　放射性同位元素又は放射性汚染物（以下「放射性同位元素等」という。）を焼却した後その残渣《さ》を焼却炉から搬出し、又はコンクリートその他の固型化材料により固型化（固型化するための処理を含む。以下同じ。）する作業を行う室

四　汚染検査室　人体又は作業衣、履物、保護具等人体に着用している物の表面の放射性同位元素による汚染の検査を行う室

**五　排気設備**　排気浄化装置、排風機、排気管、排気口等気体状の放射性同位元素等を浄化し、又は排気する設備

**六　排水設備**　排液処理装置（濃縮機、分離機、イオン交換装置等の機械又は装置をいう。）、排水浄化槽（貯留槽、希釈槽、沈殿槽、ろ過槽等の構築物をいう。）、排水管、排水口等液体状の放射性同位元素等を浄化し、又は排水する設備

**七　固型化処理設備**　粉砕装置、圧縮装置、混合装置、詰込装置等放射性同位元素等をコンクリートその他の固型化材料により固型化する設備

**八　放射線業務従事者**　放射性同位元素等又は放射線発生装置の取扱い、管理又はこれに付随する業務（以下「取扱等業務」という。）に従事する者であって、管理区域に立ち入るもの

**九　放射線施設**　使用施設、廃棄物詰替施設、貯蔵施設、廃棄物貯蔵施設又は廃棄施設

**十　実効線量限度**　放射線業務従事者の実効線量について、原子力規制委員会が定める一定期間内における線量限度

**十一　等価線量限度**　放射線業務従事者の各組織の等価線量について、原子力規制委員会が定める一定期間内における線量限度

**十二　空気中濃度限度**　放射線施設内の人が常時立ち入る場所において人が呼吸する空気中の放射性同位元素の濃度について、原子力規制委員会が定める濃度限度

**十三　表面密度限度**　放射線施設内の人が常時立ち入る場所において人が触れる物の表面の放射性同位元素の密度について、原子力規制委員会が定める密度限度

**十四　放射性同位元素の使用をする室等**　放射性同位元素の使用をする室、放射性同位元素の廃棄のための詰替えをする室、貯蔵室若しくは貯蔵箱、第十四条の九第二号（第十四条の十において準用する場合を含む。）の容器、保管廃棄設備、第十四条の十一第一項第八号ハの容器又は放射性同位元素等の規制に関する法律（昭和三十二年法律第百六十七号。以下「法」という。）第十条第六項の規定による一時的に使用をする場所（以下「一時的に使用をする場所」という。）

**十五　防護区域**　放射性同位元素の使用をする室等を含む特定放射性同位元素を防護するために講ずる措置の対象となる場所

**十六　防護従事者**　特定放射性同位元素の防護に関する業務に従事する者（特定放射性同位元素防護管理者を含む。）

＜確認メモ＞

**【放射性同位元素等の規制に関する法律施行規則】**より抜粋

※ここでは,「放射線障害予防規程・教育訓練・健康診断」についての理解が実務に直結し,放射線科の管理業務には不可欠である。

**(放射線障害予防規程)** ☞放射性同位元素等の規制に関する法律施行規則

**第二十一条** 法第二十一条第一項の規定による放射線障害予防規程は、次の事項について定めるものとする。

一 放射線取扱主任者その他の放射性同位元素等又は放射線発生装置の取扱いの安全管理（放射性同位元素等又は放射線発生装置の取扱いに従事する者の管理を含む。）に従事する者に関する職務及び組織に関すること。

二 放射線取扱主任者の代理者に関すること。

三 放射線施設の維持及び管理（第二十二条の三第一項の規定により管理区域でないものとみなされる区域に立ち入る者の立入りの管理を含む。）並びに放射線施設（届出使用者が密封された放射性同位元素の使用をし、又は密封された放射性同位元素若しくは放射性同位元素によって汚染された物の廃棄をする場合にあっては、管理区域）の点検に関すること。

四 放射性同位元素又は放射線発生装置の使用に関すること（第十五条第二項の規定する場合における密封されていない放射性同位元素の数量の確認の方法に関することを含む。）。

五 放射性同位元素等の受入れ、払出し、保管、運搬又は廃棄に関すること（届出賃貸業者にあっては、放射性同位元素を賃貸した許可届出使用者により適切な保管が行われないときの措置を含む。）。

六 放射線の量及び放射性同位元素による汚染の状況の測定並びにその測定の結果についての第二十条第四項各号に掲げる措置に関すること。

七 放射線障害を防止するために必要な教育及び訓練（次条及び第二十四条第一項第一号タにおいて単に「教育及び訓練」という。）に関すること。

八 健康診断に関すること。

九 放射線障害を受けた者又は受けたおそれのある者に対する保健上必要な措置に関すること。

十 法第二十五条に規定する放射線障害の防止に関する記帳及び保存に関すること。

十一 地震、火災その他の災害が起こったときの措置（次号の措置を除く。）に関すること。

十二 危険時の措置に関すること。

十三 放射線障害のおそれがある場合又は放射線障害が発生した場合の情報提供に関すること。

十四 第二十九条第一項の応急の措置（以下この号において「応急の措置」という。）を講ずるために必要な事項であって、次に掲げるものに関すること（原子力規制委員会が定める放射性同位元素又は放射線発生装置の使用をする場合に限る。）。

イ 応急の措置を講ずる者に関する職務及び組織に関すること。

ロ 応急の措置を講ずるために必要な設備又は資機材の整備に関すること。

ハ 応急の措置の実施に関する手順に関すること。

ニ 応急の措置に係る訓練の実施に関すること。

ホ 都道府県警察、消防機関及び医療機関その他の関係機関との連携に関すること。

十五 放射線障害の防止に関する業務の改善に関すること（特定許可使用者及び許可廃棄業者に限る。）。

十六 放射線管理の状況の報告に関すること。

**十七**　廃棄物埋設地に埋設した埋設廃棄物に含まれる放射能の減衰に応じて放射線障害の防止のために講ずる措置に関すること（廃棄物埋設を行う場合に限る。）。

**十八**　その他放射線障害の防止に関し必要な事項

**2**　法第二十一条第一項の規定による届出は、別記様式第二十五の届書に放射線障害予防規程を添えて、しなければならない。

**3**　法第二十一条第三項の規定による届出は、別記様式第二十六の届書に変更後の放射線障害予防規程を添えて、しなければならない。

**（放射線障害の防止に関する教育訓練）**　☞放射性同位元素等の規制に関する法律施行規則

**第二十一条の二**　法第二十二条の規定による教育及び訓練は、次の各号に定めるところによる。

**一**　管理区域に立ち入る者（第二十二条の三第一項の規定により管理区域でないものとみなされる区域に立ち入る者を含む。）及び取扱等業務に従事する者に、次号から第五号までに定めるところにより、教育及び訓練を行うこと。

**二**　放射線業務従事者に対する教育及び訓練は、初めて管理区域に立ち入る前及び管理区域に立ち入った後にあっては前回の教育及び訓練を行った日の属する年度の翌年度の開始の日から一年以内に行わなければならない。

**三**　取扱等業務に従事する者であって、管理区域に立ち入らないものに対する教育及び訓練は、取扱等業務を開始する前及び取扱等業務を開始した後にあっては前回の教育及び訓練を行った日の属する年度の翌年度の開始の日から一年以内に行わなければならない。

**四**　前二号に規定する者に対する教育及び訓練は、次に定める項目について施すこと。

**イ**　放射線の人体に与える影響

**ロ**　放射性同位元素等又は放射線発生装置の安全取扱い

**ハ**　放射線障害の防止に関する法令及び放射線障害予防規程

**五**　前号に規定する者以外の者（第二十二条の三第一項の規定により管理区域でないものとみなされる区域に立ち入る者を含む。）に対する教育及び訓練は、当該者が立ち入る放射線施設において放射線障害が発生することを防止するために必要な事項について施すこと。

**2**　前項の規定にかかわらず、同項第四号又は第五号に掲げる項目又は事項の全部又は一部に関し十分な知識及び技能を有していると認められる者に対しては、当該項目又は事項についての教育及び訓練を省略することができる。

**3**　前二項に定めるもののほか、教育及び訓練の時間数その他教育及び訓練の実施に関し必要な事項は、原子力規制委員会が定める。

**（健康診断）**　☞放射性同位元素等の規制に関する法律施行規則

**第二十二条**　法第二十三条第一項の規定による健康診断は、次の各号に定めるところによる。

**一**　放射線業務従事者（一時的に管理区域に立ち入る者を除く。）に対し、初めて管理区域に立ち入る前に行うこと。

**二**　前号の放射線業務従事者については、管理区域に立ち入った後は一年を超えない期間ごとに行うこと。

**三**　前号の規定にかかわらず、放射線業務従事者が次の一に該当するときは、遅滞なく、その者につき健康診断を行うこと。

イ　放射性同位元素を誤って吸入摂取し、又は経口摂取したとき。

ロ　放射性同位元素により表面密度限度を超えて皮膚が汚染され、その汚染を容易に除去することができないとき。

ハ　放射性同位元素により皮膚の創傷面が汚染され、又は汚染されたおそれのあるとき。

ニ　実効線量限度又は等価線量限度を超えて放射線に被ばくし、又は被ばくしたおそれのあるとき。

四　健康診断の方法は、問診及び検査又は検診とする。

五　問診は、次の事項について行うこと。

イ　放射線（一メガ電子ボルト未満のエネルギーを有する電子線及びエックス線を含む。次のロ及び第二十三条第一号において同じ。）の被ばく歴の有無

ロ　被ばく歴を有する者については、作業の場所、内容、期間、線量、放射線障害の有無その他放射線による被ばくの状況

六　検査又は検診は、次の部位及び項目について行うこと。ただし、イからハまでの部位又は項目（第一号に係る健康診断にあっては、イ及びロの部位又は項目を除く。）については、医師が必要と認める場合に限る。

イ　末しょう血液中の血色素量又はヘマトクリット値、赤血球数、白血球数及び白血球百分率

ロ　皮膚

ハ　眼

ニ　その他原子力規制委員会が定める部位及び項目

2　法第二十三条第二項の原子力規制委員会規則で定める措置は、次の各号に定めるとおりとする。

一　健康診断の結果については、健康診断の都度次の事項について記録すること。

イ　実施年月日

ロ　対象者の氏名

ハ　健康診断を行った医師名

ニ　健康診断の結果

ホ　健康診断の結果に基づいて講じた措置

二　健康診断を受けた者に対し、健康診断の都度、前号の記録の写しを交付すること。

三　第一号の記録（第二十六条第一項第九号ただし書の場合において保存する記録を含む。）を保存すること。ただし、健康診断を受けた者が許可届出使用者若しくは許可廃棄業者の従業者でなくなった場合又は当該記録を五年以上保存した場合において、これを原子力規制委員会が指定する機関に引き渡すときは、この限りでない。

四　前号ただし書の原子力規制委員会が指定する機関に関し必要な事項は、別に原子力規制委員会規則で定める。

＜確認メモ＞

## 2-1　原子力基本法（第一章から第九章まで）

（昭和三十年法律第百八十六号）

### 第一章　総則

**（目的）**　☞原子力基本法

**第一条**　この法律は、原子力の研究、開発及び利用（以下「原子力利用」という。）を推進することによつて、将来におけるエネルギー資源を確保し、学術の進歩と産業の振興とを図り、もつて人類社会の福祉と国民生活の水準向上とに寄与することを目的とする。

**（基本方針）**　☞原子力基本法

**第二条**　原子力利用は、平和の目的に限り、安全の確保を旨として、民主的な運営の下に、自主的にこれを行うものとし、その成果を公開し、進んで国際協力に資するものとする。

**2**　前項の安全の確保については、確立された国際的な基準を踏まえ、国民の生命、健康及び財産の保護、環境の保全並びに我が国の安全保障に資することを目的として、行うものとする。

**（定義）**　☞原子力基本法

**第三条**　この法律において次に掲げる用語は、次の定義に従うものとする。

**一**　「原子力」とは、原子核変換の過程において原子核から放出されるすべての種類のエネルギーをいう。

**二**　「核燃料物質」とは、ウラン、トリウム等原子核分裂の過程において高エネルギーを放出する物質であつて、政令で定めるものをいう。

**三**　「核原料物質」とは、ウラン鉱、トリウム鉱その他核燃料物質の原料となる物質であつて、政令で定めるものをいう。

**四**　「原子炉」とは、核燃料物質を燃料として使用する装置をいう。ただし、政令で定めるものを除く。

**五**　「放射線」とは、電磁波又は粒子線のうち、直接又は間接に空気を電離する能力をもつもので、政令で定めるものをいう。

原子力基本法第三条五号　☞政令で定めるとは，核燃料物質，核原料物質，原子炉及び放射線の定義に関する政令（昭和三十二年政令第三百二十五号）における以下の条文を参照。

> **（放射線）**
>
> **第四条**　原子力基本法第三条第五号の放射線は、次に掲げる電磁波又は粒子線とする。
>
> **一**　アルファ線、重陽子線、陽子線その他の重荷電粒子線及びベータ線
>
> **二**　中性子線
>
> **三**　ガンマ線及び特性エックス線（軌道電子捕獲に伴つて発生する特性エックス線に限る。）
>
> **四**　一メガ電子ボルト以上のエネルギーを有する電子線及びエックス線

### 第一章の二　原子力規制委員会

**第三条の二**　原子力利用における安全の確保を図るため、別に法律で定めるところにより、環境省の外局として、原子力規制委員会を置く。

### 第一章の三　原子力防災会議

（**設置**）☞原子力基本法

**第三条の三**　内閣に、原子力防災会議（以下「会議」という。）を置く。

（**所掌事務**）☞原子力基本法

**第三条の四**　会議は、次に掲げる事務をつかさどる。

一　原子力災害対策指針（原子力災害対策特別措置法（平成十一年法律第百五十六号）第六条の二第一項に規定する原子力災害対策指針をいう。）に基づく施策の実施の推進その他の原子力事故（原子炉の運転等（原子力損害の賠償に関する法律（昭和三十六年法律第百四十七号）第二条第一項に規定する原子炉の運転等をいう。）に起因する事故をいう。次号において同じ。）が発生した場合に備えた政府の総合的な取組を確保するための施策の実施の推進

二　原子力事故が発生した場合において多数の関係者による長期にわたる総合的な取組が必要となる施策の実施の推進

（**組織**）☞原子力基本法

**第三条の五**　会議は、議長、副議長及び議員をもって組織する。

2　議長は、内閣総理大臣をもって充てる。

3　副議長は、内閣官房長官、環境大臣、内閣官房長官及び環境大臣以外の国務大臣のうちから内閣総理大臣が指名する者並びに原子力規制委員会委員長をもって充てる。

4　議員は、次に掲げる者をもって充てる。

一　議長及び副議長以外の全ての国務大臣並びに内閣危機管理監

二　内閣官房副長官、環境副大臣若しくは関係府省の副大臣、環境大臣政務官若しくは関係府省の大臣政務官又は国務大臣以外の関係行政機関の長のうちから、内閣総理大臣が任命する者

（**事務局**）☞原子力基本法

**第三条の六**　会議に、その事務を処理させるため、事務局を置く。

2　事務局に、事務局長その他の職員を置く。

3　事務局長は、環境大臣をもって充てる。

4　事務局長は、議長の命を受け、命を受けた内閣官房副長官補及び内閣府設置法（平成十一年法律第八十九号）第四条第三項に規定する事務を分担管理する大臣たる内閣総理大臣の協力を得て、局務を掌理する。

（**政令への委任**）☞原子力基本法

**第三条の七**　この法律に定めるもののほか、会議に関し必要な事項は、政令で定める。

### 第二章　原子力委員会

（**設置**）　☞原子力基本法

**第四条**　原子力利用に関する国の施策を計画的に遂行し、原子力行政の民主的な運営を図るため、内閣府に原子力委員会を置く。

（**任務**）　☞原子力基本法

**第五条**　原子力委員会は、原子力利用に関する事項（安全の確保のうちその実施に関するものを除く。）について企画し、審議し、及び決定する。

（**組織、運営及び権限**）　☞原子力基本法

**第六条**　原子力委員会の組織、運営及び権限については、別に法律で定める。

### 第三章　原子力の開発機関

（**国立研究開発法人日本原子力研究開発機構**）　☞原子力基本法

**第七条**　原子力に関する基礎的研究及び応用の研究並びに核燃料サイクルを確立するための高速増殖炉及びこれに必要な核燃料物質の開発並びに核燃料物質の再処理等に関する技術の開発並びにこれらの成果の普及等は、第二条に規定する基本方針に基づき、国立研究開発法人日本原子力研究開発機構において行うものとする。

### 第四章　原子力に関する鉱物の開発取得

（**鉱業法の特例**）　☞原子力基本法

**第八条**　核原料物質に関する鉱業権又は租鉱権に関しては、別に法律をもって、鉱業法（昭和二十五年法律第二百八十九号）の特例を定めるものとする。

（**買取命令及び譲渡命令**）　☞原子力基本法

**第九条**　政府は、別に法律で定めるところにより、その指定する者に対し、核原料物質を買い取るべきことを命じ、又は核原料物質の生産者又は所有者若しくは管理者に対し、政府の指定する者に核原料物質を譲渡すべきことを命ずることができる。

（**核原料物質の管理**）　☞原子力基本法

**第十条**　核原料物質の輸入、輸出、譲渡、譲受及び精錬は、別に法律で定めるところにより、政府の指定する者に限ってこれを行わしめるものとする。

（**奨励金等**）　☞原子力基本法

**第十一条**　政府は、核原料物質の開発に寄与する者に対し、予算の範囲内において奨励金又は賞金を交付することができる。

### 第五章　核燃料物質の管理

（**核燃料物質に関する規制**）　☞原子力基本法

**第十二条**　核燃料物質を生産し、輸入し、輸出し、所有し、所持し、譲渡し、譲り受け、使用し、又は輸送しようとする者は、別に法律で定めるところにより政府の行う規制に従わなければならない。

（**核燃料物質の譲渡命令**） ☞原子力基本法

**第十三条** 政府は、前条に規定する規制を行う場合において、別に法律で定めるところにより、核燃料物質を所有し、又は所持する者に対し、譲渡先及び価格を指示してこれを譲渡すべきことを命ずることができる。

## 第六章 原子炉の管理

（**原子炉の建設等の規制**） ☞原子力基本法

**第十四条** 原子炉を建設しようとする者は、別に法律で定めるところにより政府の行う規制に従わなければならない。これを改造し、又は移動しようとする者も、同様とする。

**第十五条** 原子炉を譲渡し、又は譲り受けようとする者は、別に法律で定めるところにより政府の行う規制に従わなければならない。

**第十六条** 前二条に規定する規制に従って原子炉を建設し、改造し、移動し、又は譲り受けた者は、別に法律で定めるところにより、操作開始前に運転計画を定めて、政府の認可を受けなければならない。

## 第七章 特許発明等に対する措置

（**特許法による措置**） ☞原子力基本法

**第十七条** 政府は、原子力に関する特許発明につき、公益上必要があると認めるときは、特許法（昭和三十四年法律第百二十一号）第九十三条の規定により措置するものとする。

（**譲渡制限**） ☞原子力基本法

**第十八条** 原子力に関する特許発明、技術等の国外流出に係る契約の締結は、別に法律で定めるところにより政府の行う規制に従わなければならない。

（**奨励金等**） ☞原子力基本法

**第十九条** 政府は、原子力に関する特許出願に係る発明又は特許発明に関し、予算の範囲内において奨励金又は賞金を交付することができる。

## 第八章 放射線による障害の防止

（**放射線による障害の防止措置**） ☞原子力基本法

**第二十条** 放射線による障害を防止し、公共の安全を確保するため、放射性物質及び放射線発生装置に係る製造、販売、使用、測定等に対する規制その他保安及び保健上の措置に関しては、別に法律で定める。

## 第九章 補償

（**補償**） ☞原子力基本法

**第二十一条** 政府又は政府の指定する者は、この法律及びこの法律を施行する法律に基き、核原料物質の開発のためその権限を行う場合において、土地に関する権利、鉱業権又は租鉱権その他の権利に関し、権利者及び関係人に損失を与えた場合においては、それぞれ法律で定めるところにより、正当な補償を行わなければならない。

補償と賠償の相違を確認！

**附　則**

この法律は、昭和三十一年一月一日から施行する。

**附　則**（昭和四二年七月二〇日法律第七二号）

この法律は、公布の日から施行する。ただし、第七条の改正規定は、公布の日から起算して六月をこえない範囲内において政令で定める日から施行する。

**附　則**（昭和五三年七月五日法律第八六号）　抄

（**施行期日**）　☞原子力基本法

**第一条**　この法律は、次の各号に掲げる区分に応じ、それぞれ当該各号に掲げる日から施行する。

一　第二条中原子力委員会設置法第十五条を第十二条とし同条の次に二章及び章名を加える改正規定のうち第二十二条（同条において準用する第五条第一項の規定中委員の任命について両議院の同意を得ることに係る部分に限る。）の規定並びに次条第一項及び第三項の規定　公布の日

二　第一条の規定、第二条の規定（前号に掲げる同条中の規定を除く。）、第三条中核原料物質、核燃料物質及び原子炉の規制に関する法律第四条第二項の改正規定、同法第十四条第二項の改正規定、同法第二十三条に一項を加える改正規定及び同法第二十四条第二項の改正規定（「内閣総理大臣」を「主務大臣」に改める部分を除く。）並びに次条第二項、附則第五条から附則第七条まで及び附則第九条の規定　公布の日から起算して三月を超えない範囲内において政令で定める日

三　前二号に掲げる規定以外の規定　公布の日から起算して六月を超えない範囲内において政令で定める日

その他附則は省略

＜確認メモ＞

# 2-2　放射性同位元素等の規制に関する法律（略称：RI 規制法）

（昭和三十二年法律第百六十七号）

## 第一章　総則

**（目的）**　☞放射性同位元素等の規制に関する法律

**第一条**　この法律は、原子力基本法（昭和三十年法律第百八十六号）の精神にのっとり、放射性同位元素の使用、販売、賃貸、廃棄その他の取扱い、放射線発生装置の使用及び放射性同位元素又は放射線発生装置から発生した放射線によって汚染された物（以下「放射性汚染物」という。）の廃棄その他の取扱いを規制することにより、これらによる放射線障害を防止し、及び特定放射性同位元素を防護して、公共の安全を確保することを目的とする。

**（定義）**　☞放射性同位元素等の規制に関する法律

**第二条**　この法律において「放射線」とは、原子力基本法第三条第五号に規定する放射線をいう。

2　この法律において「放射性同位元素」とは、りん三十二、コバルト六十等放射線を放出する同位元素及びその化合物並びにこれらの含有物（機器に装備されているこれらのものを含む。）で政令で定めるものをいう。

3　この法律において「特定放射性同位元素」とは、放射性同位元素であって、その放射線が発散された場合において人の健康に重大な影響を及ぼすおそれがあるものとして政令で定めるものをいう。

4　この法律において「放射性同位元素装備機器」とは、硫黄計その他の放射性同位元素を装備している機器をいう。

5　この法律において「放射線発生装置」とは、サイクロトロン、シンクロトロン等荷電粒子を加速することにより放射線を発生させる装置で政令で定めるものをいう。

## 第二章　使用の許可及び届出、販売及び賃貸の業の届出並びに廃棄の業の許可

**（使用の許可）**　☞放射性同位元素等の規制に関する法律

**第三条**　放射性同位元素であってその種類若しくは密封の有無に応じて政令で定める数量を超えるもの又は放射線発生装置の使用（製造（放射性同位元素を製造する場合に限る。）、詰替え（放射性同位元素の詰替えをする場合に限り、廃棄のための詰替えを除く。）及び装備（放射性同位元素装備機器に放射性同位元素を装備する場合に限る。）を含む。以下同じ。）をしようとする者は、政令で定めるところにより、原子力規制委員会の許可を受けなければならない。ただし、第十二条の五第二項に規定する表示付認証機器（以下この項、次条及び第三条の三において「表示付認証機器」という。）の使用をする者（当該表示付認証機器に係る第十二条の六に規定する認証条件（次条において「認証条件」という。）

に従った使用、保管及び運搬をするものに限る。）及び第十二条の五第三項に規定する表示付特定認証機器（次条及び第四条において「表示付特定認証機器」という。）の使用をする者については、この限りでない。

2　前項本文の許可を受けようとする者は、次の事項を記載した申請書を原子力規制委員会に提出しなければならない。

一　氏名又は名称及び住所並びに法人にあっては、その代表者の氏名

二　放射性同位元素の種類、密封の有無及び数量又は放射線発生装置の種類、台数及び性能

三　使用の目的及び方法

四　使用の場所

五　放射性同位元素又は放射線発生装置の使用をする施設（以下単に「使用施設」という。）の位置、構造及び設備

六　放射性同位元素を貯蔵する施設（以下単に「貯蔵施設」という。）の位置、構造、設備及び貯蔵能力

七　放射性同位元素及び放射性汚染物を廃棄する施設（以下単に「廃棄施設」という。）の位置、構造及び設備

**（使用の届出）**　☞放射性同位元素等の規制に関する法律

**第三条の二**　前条第一項の放射性同位元素以外の放射性同位元素の使用をしようとする者は、政令で定めるところにより、あらかじめ、次の事項を原子力規制委員会に届け出なければならない。ただし、表示付認証機器の使用をする者（当該表示付認証機器に係る認証条件に従った使用、保管及び運搬をするものに限る。）及び表示付特定認証機器の使用をする者については、この限りでない。

一　氏名又は名称及び住所並びに法人にあっては、その代表者の氏名

二　放射性同位元素の種類、密封の有無及び数量

三　使用の目的及び方法

四　使用の場所

五　貯蔵施設の位置、構造、設備及び貯蔵能力

2　前項本文の届出をした者（以下「届出使用者」という。）は、同項第二号から第五号までに掲げる事項を変更しようとするときは、原子力規制委員会規則で定めるところにより、あらかじめ、その旨を原子力規制委員会に届け出なければならない。

3　届出使用者は、第一項第一号に掲げる事項を変更したときは、原子力規制委員会規則で定めるところにより、変更の日から三十日以内に、その旨を原子力規制委員会に届け出なければならない。

**（測定）**　☞放射性同位元素等の規制に関する法律

**第二十条**　許可届出使用者及び許可廃棄業者は、原子力規制委員会規則で定めるところにより、放射線障害のおそれのある場所について、放射線の量及び放射性同位元素等による汚染の状況を測定しなければならない。

2　許可届出使用者及び許可廃棄業者は、原子力規制委員会規則で定めるところにより、使用施設、廃棄物詰替施設、貯蔵施設、廃棄物貯蔵施設又は廃棄施設に立ち入った者について、その者の受けた放射線の量及び放射性同位元素等による汚染の状況を測定しなければならない。

３　許可届出使用者及び許可廃棄業者は、前二項の測定の結果について記録の作成、保存その他の原子力規制委員会規則で定める措置を講じなければならない。

**（放射線障害予防規程）** ☞放射性同位元素等の規制に関する法律

**第二十一条**　許可届出使用者、届出販売業者（表示付認証機器等のみを販売する者を除く。以下この条において同じ。）、届出賃貸業者（表示付認証機器等のみを賃貸する者を除く。以下この条において同じ。）及び許可廃棄業者は、放射線障害を防止するため、原子力規制委員会規則で定めるところにより、放射性同位元素若しくは放射線発生装置の使用、放射性同位元素の販売若しくは賃貸の業又は放射性同位元素若しくは放射性汚染物の廃棄の業を開始する前に、放射線障害予防規程を作成し、原子力規制委員会に届け出なければならない。

２　原子力規制委員会は、放射線障害を防止するために必要があると認めるときは、許可届出使用者、届出販売業者、届出賃貸業者又は許可廃棄業者に対し、放射線障害予防規程の変更を命ずることができる。

３　許可届出使用者、届出販売業者、届出賃貸業者及び許可廃棄業者は、放射線障害予防規程を変更したときは、変更の日から三十日以内に、原子力規制委員会に届け出なければならない。

**（放射線障害の防止に関する教育訓練）** ☞放射性同位元素等の規制に関する法律

**第二十二条**　許可届出使用者及び許可廃棄業者は、使用施設、廃棄物詰替施設、貯蔵施設、廃棄物貯蔵施設又は廃棄施設に立ち入る者に対し、原子力規制委員会規則で定めるところにより、放射線障害予防規程の周知その他を図るほか、放射線障害を防止するために必要な教育及び訓練を施さなければならない。

**（健康診断）** ☞放射性同位元素等の規制に関する法律

**第二十三条**　許可届出使用者及び許可廃棄業者は、原子力規制委員会規則で定めるところにより、使用施設、廃棄物詰替施設、貯蔵施設、廃棄物貯蔵施設又は廃棄施設に立ち入る者に対し、健康診断を行わなければならない。

２　許可届出使用者及び許可廃棄業者は、前項の健康診断の結果について記録の作成、保存その他の原子力規制委員会規則で定める措置を講じなければならない。

**（放射線障害を受けた者又は受けたおそれのある者に対する措置）**

☞放射性同位元素等の規制に関する法律

**第二十四条**　許可届出使用者（表示付認証機器使用者を含む。）、届出販売業者、届出賃貸業者及び許可廃棄業者は、原子力規制委員会規則で定めるところにより、放射線障害を受けた者又は受けたおそれのある者に対し、使用施設、廃棄物詰替施設、貯蔵施設、廃棄物貯蔵施設又は廃棄施設への立入りの制限その他保健上必要な措置を講じなければならない。

**（放射線障害の防止に関する記帳義務）** ☞放射性同位元素等の規制に関する法律

**第二十五条**　許可届出使用者は、原子力規制委員会規則で定めるところにより、帳簿を備え、次の事項を記載しなければならない。

一　放射性同位元素の使用、保管又は廃棄に関する事項

二　放射線発生装置の使用に関する事項

三　放射性汚染物の廃棄に関する事項

四　その他放射線障害の防止に関し必要な事項

2　届出販売業者及び届出賃貸業者は、原子力規制委員会規則で定めるところにより、帳簿を備え、放射性同位元素の販売、賃貸、保管又は廃棄に関する事項並びに前項第三号及び第四号に掲げる事項を記載しなければならない。

3　許可廃棄業者は、原子力規制委員会規則で定めるところにより、帳簿を備え、放射性同位元素又は放射性汚染物の保管又は廃棄に関する事項及び第一項第四号に掲げる事項を記載しなければならない。

4　前三項の帳簿は、原子力規制委員会規則で定めるところにより、保存しなければならない。

（海洋投棄の制限）　☞放射性同位元素等の規制に関する法律

**第三十条の二**　放射性同位元素又は放射性汚染物は、次の各号のいずれかに該当する場合のほか、海洋投棄をしてはならない。

一　許可届出使用者又は許可廃棄業者が第十九条の二第一項の規定による確認を受けた場合

二　人命又は船舶、航空機若しくは人工海洋構築物の安全を確保するためやむを得ない場合

2　前項の「海洋投棄」とは、船舶、航空機若しくは人工海洋構築物から海洋に物を廃棄すること又は船舶若しくは人工海洋構築物において廃棄する目的で物を燃焼させることをいう。ただし、船舶、航空機若しくは人工海洋構築物から海洋に当該船舶、航空機若しくは人工海洋構築物及びこれらの設備の運用に伴って生ずる物を廃棄すること又は船舶若しくは人工海洋構築物において廃棄する目的で当該船舶若しくは人工海洋構築物及びこれらの設備の運用に伴って生ずる物を燃焼させることを除く。

（取扱いの制限）　☞放射性同位元素等の規制に関する法律

**第三十一条**　何人も、次の各号のいずれかに該当する者に放射性同位元素又は放射性汚染物の取扱いをさせてはならない。

一　十八歳未満の者

二　心身の障害により放射線障害の防止のために必要な措置（特定放射性同位元素の取扱いをさせる場合にあっては、放射線障害の防止及び特定放射性同位元素の防護のために必要な措置）を適切に講ずることができない者として原子力規制委員会規則で定めるもの

2　何人も、前項各号のいずれかに該当する者に放射線発生装置を使用させてはならない。

3　前二項の規定は、保健師助産師看護師法（昭和二十三年法律第二百三号）により免許を受けた准看護師その他の原子力規制委員会規則で定める者については、適用しない。

（原子力規制委員会等への報告）　☞放射性同位元素等の規制に関する法律

**第三十一条の二**　許可届出使用者（表示付認証機器使用者を含む。）、届出販売業者、届出賃貸業者及び許可廃棄業者は、その放射性同位元素若しくは放射線発生装置又は放射性汚染物に関し、放射線障害が発生するおそれのある事故又は放射線障害が発生した事故その他の原子力規制委員会規則（放射性同位元素又は放射性汚染物の工場又は事業所の外における運搬に係る場合にあっては原子力規制委員会規則又は国土交通省令、第十八条第五項の規定による届出に係る場合にあっては内閣府令。以下この条において同じ。）で定める事

象が生じた場合においては、遅滞なく、原子力規制委員会規則で定めるところにより、事象の状況その他の原子力規制委員会規則で定める事項を原子力規制委員会（放射性同位元素又は放射性汚染物の工場又は事業所の外における運搬に係る場合にあっては原子力規制委員会又は国土交通大臣、同項の規定による届出に係る場合にあっては都道府県公安委員会）に報告しなければならない。

**（警察官等への届出）**　☞放射性同位元素等の規制に関する法律

**第三十二条**　許可届出使用者等（表示付認証機器使用者及び表示付認証機器使用者から運搬を委託された者を含む。次条において同じ。）は、その所持する放射性同位元素について盗取、所在不明その他の事故が生じたときは、遅滞なく、その旨を警察官又は海上保安官に届け出なければならない。

＜確認メモ＞

## 2-3　放射性同位元素等の規制に関する法律施行令

（昭和三十五年政令第二百五十九号）

**（放射性同位元素）**　☞放射性同位元素等の規制に関する法律施行令

**第一条**　放射性同位元素等の規制に関する法律（昭和三十二年法律第百六十七号。第二十条の三第二号及び第二十条の四第一号を除き、以下「法」という。）第二条第二項の放射性同位元素は、放射線を放出する同位元素及びその化合物並びにこれらの含有物（機器に装備されているこれらのものを含む。）で、放射線を放出する同位元素の数量及び濃度がその種類ごとに原子力規制委員会が定める数量（以下「下限数量」という。）及び濃度を超えるものとする。ただし、次に掲げるものを除く。

一　原子力基本法（昭和三十年法律第百八十六号）第三条第二号に規定する核燃料物質及び同条第三号に規定する核原料物質

二　医薬品、医療機器等の品質、有効性及び安全性の確保等に関する法律（昭和三十五年法律第百四十五号）第二条第一項に規定する医薬品及びその原料又は材料であって同法第十三条第一項の許可を受けた製造所に存するもの

三　医療法（昭和二十三年法律第二百五号）第一条の五第一項に規定する病院又は同条第二項に規定する診療所（次号において「病院等」という。）において行われる医薬品、医療機器等の品質、有効性及び安全性の確保等に関する法律第二条第十七項に規定する治験の対象とされる薬物

四　前二号に規定するもののほか、陽電子放射断層撮影装置による画像診断に用いられる

薬物その他の治療又は診断のために医療を受ける者又は獣医療を受ける獣医療法（平成四年法律第四十六号）第二条第一項に規定する飼育動物に対し投与される薬物であって、当該治療又は診断を行う病院等又は同条第二項に規定する診療施設において調剤されるもののうち、原子力規制委員会が厚生労働大臣又は農林水産大臣と協議して指定するもの

**五**　医薬品、医療機器等の品質、有効性及び安全性の確保等に関する法律第二条第四項に規定する医療機器で、原子力規制委員会が厚生労働大臣又は農林水産大臣と協議して指定するものに装備されているもの

※ 放射線発生装置の名称と種類を理解し，さらに放射線の発生機構を比較することが望ましい。

**（放射線発生装置）**　☞放射性同位元素等の規制に関する法律施行令

**第二条**　法第二条第五項に規定する政令で定める放射線発生装置は、次に掲げる装置（その表面から十センチメートル離れた位置における最大線量当量率が原子力規制委員会が定める線量当量率以下であるものを除く。）とする。

**一**　サイクロトロン

**二**　シンクロトロン

**三**　シンクロサイクロトロン

**四**　直線加速装置

**五**　ベータトロン

**六**　ファン・デ・グラーフ型加速装置

**七**　コッククロフト・ワルトン型加速装置

**八**　その他荷電粒子を加速することにより放射線を発生させる装置で、放射線障害の防止のため必要と認めて原子力規制委員会が指定するもの

**（廃棄事業者に廃棄を委託した放射性同位元素等を核燃料物質等とみなして適用する法令）**

☞放射性同位元素等の規制に関する法律施行令

**第二十条の三**　法第三十三条の二に規定する政令で定める法令は、次に掲げるものとする。

**一**　核原料物質、核燃料物質及び原子炉の規制に関する法律（昭和三十二年法律第百六十六号）

**二**　放射性同位元素等の規制に関する法律

**三**　核原料物質、核燃料物質及び原子炉の規制に関する法律施行令（昭和三十二年政令第三百二十四号）

**四**　放射性同位元素等の規制に関する法律施行令（昭和三十五年政令第二百五十九号）

**五**　武力攻撃事態等における国民の保護のための措置に関する法律施行令（平成十六年政令第二百七十五号）

**（濃度確認を受けた物を放射性汚染物でないものとして取り扱う法令）**

☞放射性同位元素等の規制に関する法律施行令

**第二十条の四**　法第三十三条の三第三項に規定する政令で定める法令は、次に掲げるものとする。

一　放射性同位元素等の規制に関する法律
二　海洋汚染等及び海上災害の防止に関する法律（昭和四十五年法律第百三十六号）
三　廃棄物の処理及び清掃に関する法律（昭和四十五年法律第百三十七号）
四　農用地の土壌の汚染防止等に関する法律（昭和四十五年法律第百三十九号）
五　海洋水産資源開発促進法（昭和四十六年法律第六十号）
六　資源の有効な利用の促進に関する法律（平成三年法律第四十八号）
七　特定有害廃棄物等の輸出入等の規制に関する法律（平成四年法律第百八号）
八　土壌汚染対策法（平成十四年法律第五十三号）
九　水銀による環境の汚染の防止に関する法律（平成二十七年法律第四十二号）
十　輸出貿易管理令（昭和二十四年政令第三百七十八号）
十一　放射性同位元素等の規制に関する法律施行令
十二　武力攻撃事態等における国民の保護のための措置に関する法律施行令

※ 用語が同様に示されていても、その内容や詳細の度合いが異なるために、手間取ることがあっても他の法令や法規との比較考量が理解を深める効果的な手段である。

＜確認メモ＞

## 2-4　放射性同位元素等の規制に関する法律施行規則

（昭和三十五年総理府令第五十六号）

（用語の定義）　☞放射性同位元素等の規制に関する法律施行規則

**第一条**　この規則において、次の各号に掲げる用語の意義は、それぞれ当該各号に定めるところによる。

一　管理区域　外部放射線に係る線量が原子力規制委員会が定める線量を超え、空気中の放射性同位元素（放射線発生装置から発生した放射線により生じた放射線を放出する同位元素を含む。以下この号、第四号、第十二号及び第十三号、第十四条の八において準用する第十四条の七第一項第四号及び第五号、第十四条の十において準用する第十四条の九第四号ハ、第十四条の十一、第十五条第一項第四号及び第十号、第十七条第一項第七号及び第二項、第十八条第一項第一号イ及び第三号、第十八条の三第二項、第十八条の四第八号、第十八条の五、第十八条の六、第十八条の十一第一号イ及び第二号ロ、第十九条第一項（第十三号ニ及び第十六号を除く。）、第三項及び第五項第二号、第二十条（第一項第四号ロ及びハを除く。）、第二十一条第一項第六号、第二十二条第一項第三号、第二十二条の三第一項、第二十四条第一項第一号レ、第四号イ及び第五号、第二十六条第一項第三号及び第七号ニ並びに第二項第二号、第二十九条第一項第四号、第二十九条の四第一号、第二十九条の七並びに第三十九条第一項において同じ。）の濃度が原子力規制委員会が定める濃度を超え、又は放射性同位元素によって汚染される物の表面の放射性同位元素の密度が原子力規制委員会が定める密度を超えるおそれのある場所

二　作業室　密封されていない放射性同位元素の使用若しくは詰替えをし、又は放射性同位元素若しくは放射線発生装置から発生した放射線により生じた放射線を放出する同位元素によって汚染された物（以下「放射性汚染物」という。）で密封されていないものの詰替えをする室

三　廃棄作業室　放射性同位元素又は放射性汚染物（以下「放射性同位元素等」という。）を焼却した後その残渣《さ》を焼却炉から搬出し、又はコンクリートその他の固型化材料により固型化（固型化するための処理を含む。以下同じ。）する作業を行う室

四　汚染検査室　人体又は作業衣、履物、保護具等人体に着用している物の表面の放射性同位元素による汚染の検査を行う室

五　排気設備　排気浄化装置、排風機、排気管、排気口等気体状の放射性同位元素等を浄化し、又は排気する設備

六　排水設備　排液処理装置（濃縮機、分離機、イオン交換装置等の機械又は装置をいう。）、排水浄化槽（貯留槽、希釈槽、沈殿槽、ろ過槽等の構築物をいう。）、排水管、排水口等液体状の放射性同位元素等を浄化し、又は排水する設備

七　固型化処理設備　粉砕装置、圧縮装置、混合装置、詰込装置等放射性同位元素等をコンクリートその他の固型化材料により固型化する設備

八　放射線業務従事者　放射性同位元素等又は放射線発生装置の取扱い、管理又はこれに付随する業務（以下「取扱等業務」という。）に従事する者であって、管理区域に立ち

入るもの

**九**　放射線施設　使用施設、廃棄物詰替施設、貯蔵施設、廃棄物貯蔵施設又は廃棄施設

**十**　実効線量限度　放射線業務従事者の実効線量について、原子力規制委員会が定める一定期間内における線量限度

**十一**　等価線量限度　放射線業務従事者の各組織の等価線量について、原子力規制委員会が定める一定期間内における線量限度

**十二**　空気中濃度限度　放射線施設内の人が常時立ち入る場所において人が呼吸する空気中の放射性同位元素の濃度について、原子力規制委員会が定める濃度限度

**十三**　表面密度限度　放射線施設内の人が常時立ち入る場所において人が触れる物の表面の放射性同位元素の密度について、原子力規制委員会が定める密度限度

**十四**　放射性同位元素の使用をする室等　放射性同位元素の使用をする室、放射性同位元素の廃棄のための詰替えをする室、貯蔵室若しくは貯蔵箱、第十四条の九第二号（第十四条の十において準用する場合を含む。）の容器、保管廃棄設備、第十四条の十一第一項第八号ハの容器又は放射性同位元素等の規制に関する法律（昭和三十二年法律第百六十七号。以下「法」という。）第十条第六項の規定による一時的に使用をする場所（以下「一時的に使用をする場所」という。）

**十五**　防護区域　放射性同位元素の使用をする室等を含む特定放射性同位元素を防護するために講ずる措置の対象となる場所

**十六**　防護従事者　特定放射性同位元素の防護に関する業務に従事する者（特定放射性同位元素防護管理者を含む。）

**（検査記録）**　☞放射性同位元素等の規制に関する法律施行規則

**第十四条の四**　法第十二条の四第二項の検査記録に記載すべき事項は、次のとおりとする。

**一**　検査に係る認証番号

**二**　検査を行った年月日及び場所

**三**　検査を行った責任者の氏名

**四**　検査の方法

**五**　検査の結果

**2**　前項の検査記録は、検査の日から十年間保存しなければならない。

**3**　第一項の検査記録は、同項各号に掲げる事項について、電磁的方法（電子的方法、磁気的方法その他の人の知覚によって認識することができない方法をいう。以下同じ。）により記録することにより作成し、保存することができる。この場合においては、当該検査記録を必要に応じ電子計算機その他の機器を用いて直ちに表示することができなければならない。

**（測定）**　☞放射性同位元素等の規制に関する法律施行規則

**第二十条**　法第二十条第一項の規定による測定は、次に定めるところにより行う。

**一**　放射線の量の測定は、一センチメートル線量当量率又は一センチメートル線量当量について行うこと。ただし、七十マイクロメートル線量当量率が一センチメートル線量当量率の十倍を超えるおそれのある場所又は七十マイクロメートル線量当量が一センチメートル線量当量の十倍を超えるおそれのある場所においては、それぞれ七十マイクロメートル線量当量率又は七十マイクロメートル線量当量について行うこと。

二　放射線の量及び放射性同位元素による汚染の状況の測定は、放射線測定器を用いて行うこと。ただし、放射線測定器を用いて測定することが著しく困難である場合には、計算によってこれらの値を算出することができる。

三　前号の測定は、次の表の上欄に掲げる項目に応じてそれぞれその下欄に掲げる場所の放射線の量又は放射性同位元素による汚染の状況を知るために最も適した箇所において行うこと。

（健康診断）　☞放射性同位元素等の規制に関する法律施行規則

**第二十二条**　法第二十三条第一項の規定による健康診断は、次の各号に定めるところによる。

一　放射線業務従事者（一時的に管理区域に立ち入る者を除く。）に対し、初めて管理区域に立ち入る前に行うこと。

二　前号の放射線業務従事者については、管理区域に立ち入った後は一年を超えない期間ごとに行うこと。

三　前号の規定にかかわらず、放射線業務従事者が次の一に該当するときは、遅滞なく、その者につき健康診断を行うこと。

イ　放射性同位元素を誤って吸入摂取し、又は経口摂取したとき。

ロ　放射性同位元素により表面密度限度を超えて皮膚が汚染され、その汚染を容易に除去することができないとき。

ハ　放射性同位元素により皮膚の創傷面が汚染され、又は汚染されたおそれのあるとき。

ニ　実効線量限度又は等価線量限度を超えて放射線に被ばくし、又は被ばくしたおそれのあるとき。

四　健康診断の方法は、問診及び検査又は検診とする。

五　問診は、次の事項について行うこと。

イ　放射線（一メガ電子ボルト未満のエネルギーを有する電子線及びエックス線を含む。次のロ及び第二十三条第一号において同じ。）の被ばく歴の有無

ロ　被ばく歴を有する者については、作業の場所、内容、期間、線量、放射線障害の有無その他放射線による被ばくの状況

六　検査又は検診は、次の部位及び項目について行うこと。ただし、イからハまでの部位又は項目（第一号に係る健康診断にあっては、イ及びロの部位又は項目を除く。）については、医師が必要と認める場合に限る。

イ　末しょう血液中の血色素量又はヘマトクリット値、赤血球数、白血球数及び白血球百分率

ロ　皮膚

ハ　眼

ニ　その他原子力規制委員会が定める部位及び項目

2　法第二十三条第二項の原子力規制委員会規則で定める措置は、次の各号に定めるとおりとする。

一　健康診断の結果については、健康診断の都度次の事項について記録すること。

イ　実施年月日

ロ　対象者の氏名

ハ　健康診断を行った医師名

ニ　健康診断の結果

ホ　健康診断の結果に基づいて講じた措置

二　健康診断を受けた者に対し、健康診断の都度、前号の記録の写しを交付すること。

三　第一号の記録（第二十六条第一項第九号ただし書の場合において保存する記録を含む。）を保存すること。ただし、健康診断を受けた者が許可届出使用者若しくは許可廃棄業者の従業者でなくなった場合又は当該記録を五年以上保存した場合において、これを原子力規制委員会が指定する機関に引き渡すときは、この限りでない。

四　前号ただし書の原子力規制委員会が指定する機関に関し必要な事項は、別に原子力規制委員会規則で定める。

**（放射線障害の防止に関する記帳）**　☞放射性同位元素等の規制に関する法律施行規則

**第二十四条**　法第二十五条第一項、第二項又は第三項の規定により許可届出使用者、届出販売業者、届出賃貸業者又は許可廃棄業者が備えるべき帳簿に記載しなければならない事項の細目は、次の各号に定めるところによる。

一　許可届出使用者については、次によるものとする。

イ　受入れ又は払出しに係る放射性同位元素等の種類及び数量

ロ　放射性同位元素等の受入れ又は払出しの年月日及びその相手方の氏名又は名称

ハ　使用（詰替えを除く。以下この号において同じ。）に係る放射性同位元素の種類及び数量

ニ　使用に係る放射線発生装置の種類

ホ　放射性同位元素又は放射線発生装置の使用の年月日、目的、方法及び場所

ヘ　放射性同位元素又は放射線発生装置の使用に従事する者（第十五条第二項に規定する場合において、密封されていない放射性同位元素の数量を確認した者を含む。）の氏名

ト　貯蔵施設における保管に係る放射性同位元素及び放射化物保管設備における保管に係る放射化物の種類及び数量

チ　貯蔵施設における放射性同位元素及び放射化物保管設備における放射化物の保管の期間、方法及び場所

リ　貯蔵施設における放射性同位元素及び放射化物保管設備における放射化物の保管に従事する者の氏名

ヌ　工場又は事業所の外における放射性同位元素等の運搬の年月日、方法及び荷受人又は荷送人の氏名又は名称並びに運搬に従事する者の氏名又は運搬の委託先の氏名若しくは名称

ル　廃棄に係る放射性同位元素等の種類及び数量

ヲ　放射性同位元素等の廃棄の年月日、方法及び場所

ワ　放射性同位元素等の廃棄に従事する者の氏名

カ　放射性同位元素等を海洋投棄する場合であって放射性同位元素等を容器に封入し又は容器に固型化したときは、当該容器の数量及び比重並びに封入し又は固型化した方法

ヨ　放射線施設（届出使用者が密封された放射性同位元素の使用又は密封された放射性同位元素若しくは放射性同位元素によって汚染された物の廃棄をする場合にあっては、管理区域）の点検の実施年月日、点検の結果及びこれに伴う措置の内容並びに点検を行った者の氏名

タ　放射線施設に立ち入る者に対する教育及び訓練の実施年月日、項目、各項目の時間数（第二十一条の二第一項第二号の規定により初めて管理区域に立ち入る前又は同項第三号の規定により取扱等業務を開始する前に行わなければならない教育及び訓練に限る。）並びに当該教育及び訓練を受けた者の氏名

レ　第二十二条の三第一項に規定する場所において、外部放射線に係る線量、空気中の放射性同位元素の濃度又は放射性同位元素によって汚染される物の表面の放射性同位元素の密度の確認の方法及び確認をした者の氏名並びに同項の規定により管理区域でないものとみなされる区域に立ち入った者の氏名

二　届出販売業者及び届出賃貸業者については、次によるものとする。

イ　譲受け（回収及び賃借を含む。以下この号において同じ。）又は販売その他譲渡し（返還を含む。以下この号において同じ。）若しくは賃貸に係る放射性同位元素の種類及び数量

ロ　放射性同位元素の譲受け又は販売その他譲渡し若しくは賃貸の年月日及びその相手方の氏名又は名称

ハ　放射性同位元素又は放射性同位元素によって汚染された物の運搬の年月日、方法及び荷受人又は荷送人の氏名又は名称並びに運搬に従事する者の氏名又は運搬の委託先の氏名若しくは名称

ニ　保管を委託した放射性同位元素の種類及び数量

ホ　放射性同位元素の保管の委託の年月日、期間及び委託先の氏名又は名称

ヘ　廃棄を委託した放射性同位元素又は放射性同位元素によって汚染された物の種類及び数量

ト　放射性同位元素又は放射性同位元素によって汚染された物の廃棄の委託の年月日及び委託先の氏名又は名称

三　許可廃棄業者（廃棄物埋設を行う者を除く。）については、次によるものとする。

イ　受入れ又は払出しに係る放射性同位元素等の種類及び数量

ロ　放射性同位元素等の受入れ又は払出しの年月日及びその相手方の氏名又は名称

ハ　保管に係る放射性同位元素等の種類及び数量

ニ　放射性同位元素等の保管の期間、方法及び場所

ホ　放射性同位元素等の保管に従事する者の氏名

ヘ　廃棄事業所の外における放射性同位元素等の運搬の年月日、方法及び荷受人又は荷送人の氏名又は名称並びに運搬に従事する者の氏名又は運搬の委託先の氏名若しくは名称

ト　第一号ルからタまでに掲げる事項

四　廃棄物埋設を行う許可廃棄業者については、次によるものとする。

イ　廃棄物埋設地に埋設した埋設廃棄物の種類及び量並びに当該埋設廃棄物に含まれる放射性同位元素の種類ごとの濃度及び数量

ロ　埋設廃棄物を廃棄物埋設地に埋設した年月日及び場所

ハ　廃棄物埋設に従事する者の氏名

ニ　第十九条第一項第十七号ハ（３）及び（４）に規定する監視又は測定の実施年月日、監視又は測定の結果及びこれに伴う措置の内容並びに監視又は測定を行った者の氏名

ホ　放射線施設の点検の実施年月日、点検の結果及びこれに伴う措置の内容並びに点検

を行った者の氏名

ヘ　第一号ルからカまで及びタに掲げる事項（ただし、ルからワまでにあっては、埋設した埋設廃棄物に係るものを除く。）

ト　第三号イからヘまでに掲げる事項

五　法第三十三条の三第一項の規定により濃度確認を受けようとする者については、前各号に定めるもののほか、次によるものとする。

イ　濃度確認対象物（放射性汚染物であって、法第三十三条の三第一項の規定により濃度確認を受けようとするものをいう。以下同じ。）の種類、発生日時及び場所

ロ　評価単位（濃度確認対象物について、その全体を二以上の集合に分割して一の集合ごとに放射能濃度の測定及び評価を行う場合、又はその全体を一の集合として放射能濃度の測定及び評価を行う場合における当該それぞれの集合をいう。以下同じ。）ごとの重量及び当該評価単位に含まれる評価対象放射性同位元素（評価単位に含まれる放射性同位元素であって、法第三十三条の三第二項の認可を受けた放射能濃度の測定及び評価の方法に従い、測定及び評価を行うものをいう。以下同じ。）の種類ごとの濃度

ハ　放射能濃度の決定に当たり、放射性同位元素の組成比を用いる場合は、組成比の測定を行った結果

ニ　放射能濃度の決定に当たり、計算によって放射能濃度を算出した場合は、その計算条件及び計算の結果

ホ　放射能濃度の決定に当たり、濃度確認対象物について放射性同位元素による汚染の除去を行った場合は、汚染の除去を行った後の放射能濃度を測定した結果

ヘ　放射能濃度の測定に用いた放射線測定装置及び測定条件

ト　放射線測定装置の点検及び校正の結果

チ　濃度確認対象物の保管の方法及び場所

2　許可届出使用者、届出販売業者、届出賃貸業者又は許可廃棄業者は、毎年三月三十一日又は許可の取消しの日、使用若しくは販売、賃貸若しくは廃棄の業の廃止の日若しくは死亡、解散若しくは分割（法第二十六条の二第一項、第二項若しくは第四項から第七項まで又は法第二十六条の三第一項の規定による承継がなかった場合に限る。）の日に前項に規定する帳簿を閉鎖しなければならない。

3　法第二十五条第四項の規定による帳簿の保存の期間は、前項に規定する帳簿の閉鎖後五年間とする。ただし、第一項第四号イからニまで及びホ（廃棄物埋設地に係る部分に限る。）に係る帳簿並びに同項第五号に係る帳簿の保存の期間は、それぞれ廃棄の業を廃止するまでの期間及び事業所等から搬出された後五年間とする。

**（防護規程）**　☞放射性同位元素等の規制に関する法律施行規則

**第二十四条の二の三**　防護規程は、次の事項について定めるものとする。

一　防護従事者に関する職務及び組織に関すること。

二　特定放射性同位元素防護管理者の代理者に関すること。

三　前条第一項の表の上欄に掲げる特定放射性同位元素の区分の別に関すること。

四　防護区域の設定に関すること。

五　防護区域（一時的な使用の場合にあっては、一時的に使用をする場所に係る管理区域）の出入管理に関すること。

六　監視装置の設置に関すること。

七　特定放射性同位元素を容易に持ち出すことができないようにするための措置に関すること。

八　特定放射性同位元素の管理に関すること。

九　特定放射性同位元素の防護のために必要な設備又は装置の機能を常に維持するための措置に関すること。

十　関係機関との連絡体制の整備に関すること。

十一　特定放射性同位元素の防護のために必要な措置に関する詳細な事項に係る情報の管理に関すること。

十二　特定放射性同位元素の防護のために必要な教育及び訓練（以下「防護に関する教育及び訓練」という。）に関すること。

十三　緊急時対応手順書に関すること。

十四　特定放射性同位元素の運搬に関すること。

十五　法第二十五条の七に規定する特定放射性同位元素に係る報告に関すること。

十六　法第二十五条の九に規定する特定放射性同位元素の防護に関する記帳及び保存に関すること。

十七　特定放射性同位元素の防護に関する業務の改善に関すること。

十八　その他特定放射性同位元素の防護に関し必要な事項

2　法第二十五条の四第一項の規定による届出は、別記様式第二十六の二の届書に防護規程を添えて、しなければならない。

3　法第二十五条の四第三項の規定による届出は、別記様式第二十六の三の届書に変更後の防護規程を添えて、しなければならない。

4　第二項及び第三項の届書の提出部数は、正本及び副本各一通とする。

**（特定放射性同位元素の防護に関する教育訓練）**

☞放射性同位元素等の規制に関する法律施行規則

**第二十四条の二の十一**　法第二十五条の八の規定による防護従事者に対する防護に関する教育及び訓練は、次の各号に定めるところによる。

一　防護に関する教育及び訓練は、初めて特定放射性同位元素の防護に関する業務を開始する前及び特定放射性同位元素の防護に関する業務を開始した後にあっては前回の防護に関する教育及び訓練を行った日の属する年度の翌年度の開始の日から一年以内に行うこと。

二　防護に関する教育及び訓練は、次に定める項目について施すこと。

イ　特定放射性同位元素の防護に関する概論

ロ　特定放射性同位元素の防護に関する法令及び特定放射性同位元素防護規程

2　前項の規定にかかわらず、防護従事者の職務の内容に応じて、同項第二号に掲げる項目の全部又は一部に関し十分な知識等を有していると認められる者に対しては、当該項目についての防護に関する教育及び訓練を省略することができる。

3　前二項に定めるもののほか、防護に関する教育及び訓練の時間数その他防護に関する教育及び訓練の実施に関し必要な事項は、原子力規制委員会が定める。

＜確認メモ＞

# 理解のまとめ

基本的な条文理解を試みてきたが，ここでは，図表等にまとめた内容でさらに理解を深めていく。繰り返し同様の用語が頻出するが，理解の確実性を深めるため熟読し，他の条文との比較を試みることで更なる実用性につなげてもらいたい。診療放射線技師国家試験と放射線取扱主任者試験で求められる法的知識や関係法規が異なる場合がある。しかし，放射線の安全管理の趣旨目的は共通であることと，健康管理の面でも共通することを十分に理解してほしい。

## 各論への詳細適用

診療放射線技師国家試験・放射線取扱主任者試験関連知識

放射線取扱主任者試験関連知識のまとめ

### ※ 等価線量と実効線量

放射線の被ばくを考える際に等価線量と実効線量を使用する。等価線量は，照射された放射線がその部位に与える影響を示す。**表 1** に示す放射線荷重係数を吸収線量に乗じ，単位は Sv となる。なお，中性子線の放射線荷重係数は以下の式（1）となり，$E$ の単位は MeV となる。

次に実効線量は，照射された放射線がその個体全体に与える影響を示す。**表 2** に示す組織荷重係数を吸収線量に乗じ，単位は Sv となる。

$$W_R = \begin{cases} 2.5 + 18.2 \times \exp\left(-(\ln(E))^2/6\right) E < 1 \\ 5.0 + 17.0 \times \exp\left(-(\ln(2E))^2/6\right) 1 \leq E < 50 \\ 2.5 + 3.25 \times \exp\left(-(\ln(0.04E))^2/6\right) E > 50 \end{cases} \tag{1}$$

**表 1**　放射線荷重係数

| 放射線の種類 | 放射線荷重係数 $W_R$ |
|---|---|
| 光　子 | 1 |
| 電子とミュー粒子 | 1 |
| 陽子と荷電 $\pi$ 中間子 | 2 |
| $\alpha$ 粒子，核分裂片，重イオン | 20 |
| 中性子 | 連続関数 $w_R$ |

表 2　組織荷重係数

| 組織・器官 | 組織荷重係数 $W_T$ | $W_T$ の合計 |
|---|---|---|
| 赤色骨髄，結腸，肺，胃，乳房，その他 | 0.12 | 0.72（0.12 × 6） |
| 生殖腺 | 0.08 | 0.08（0.08 × 1） |
| 膀胱，食道，肝臓，甲状腺 | 0.04 | 0.16（0.04 × 4） |
| 骨表面，脳，唾液腺，皮膚 | 0.01 | 0.04（0.01 × 4） |
| 合　計 | | 1.0 |

**※ 複数の放射線が複数の臓器に入射した場合**

放射線が人体に入射する際，複数の放射線が存在している場合が多く，その際の放射線荷重係数 $W_R$ は複数になるが単純に総和をとるようにする。

同じく，複数の臓器に入射した場合も組織荷重係数 $W_T$ が複数になるが，単純に総和をとるようにする。そのため，実効線量 $E$ は以下の式（2）のようになる。

$$E = \sum_T W_T \cdot \sum_R W_R \cdot D_{T,R} \tag{2}$$

**※ 外部被ばくからの防護**

外部被ばくからの防護で重要な点は，線量が以下の関係式で得られることから次の 1）～ 3）が挙げられる。

線量 ＝ 線量率 × 時間

1）時間

放射線源を取り扱う場合は，作業時間を減らす等の被ばく時間の短縮を心掛ける。

2）距離

線源からの距離の逆 2 乗に従って線量率は低下するため，線源からの距離をとる。

3）遮蔽

**※ α 線の遮蔽**

放射性同位元素から放出される α 線のエネルギーは 4 ～ 8 MeV であり，空気中の飛程は数 cm である。人体に照射された場合は皮膚で止まるため，皮膚に照射されないようにゴム手袋等で遮蔽する。

### ※ β線の遮蔽

線源から放出される$\beta$線のエネルギーは2～3 MeVで，アルミニウムについての飛程$R$〔g・cm$^{-2}$〕は以下の式（3）で示される。

$$R = 0.542E - 0.133 \quad (E > 0.8)$$

$$R = 0.407E^{1.38} \quad (0.15 < E < 0.8) \tag{3}$$

また，簡略式として以下の式（4）を用いる場合もある。

$$R = 0.5E \tag{4}$$

$\beta$線の遮蔽を考える場合に，高エネルギーの場合は，制動X線を考慮する必要がある。電子線が物質に衝突する際の制動放射の割合$W$は，式（5）で示すように原子番号$Z$に比例する。

$$W = 1.1 \times 10^{-3} EZ \tag{5}$$

そのため，$\beta$線を原子番号の小さい物質（アルミやアクリル）で遮蔽し，その周りにX線を遮蔽するための鉛等を設ける必要がある。また，陽電子の場合は消滅する際に$\gamma$線を放出するためその遮蔽を考慮する必要がある。

### ※ X・γ線の遮蔽

X・$\gamma$線が物質を通過する際のエネルギー$I$は，X線が細い線束と仮定した場合，以下の式（6）で示される。

$$I = I_0 e^{-\mu x} \tag{6}$$

$\mu$は物質の線減弱係数であり，$x$はX線が通過した距離である。X線が広い線束の場合は，物質中でコンプトン散乱された散乱線を考慮して以下の式（7）になる。

$$I = I_0 B e^{-\mu x} \tag{7}$$

$B$はビルドアップ係数と呼び，X線の物質内の挙動を示す係数として，$B = 1 + \mu x$と考える。

### ※ 半価層，1/10価層

X・$\gamma$線が物質を通過する際にエネルギーが1/2になる厚さを半価層$x_{1/2}$と呼び，1/10になる厚さを1/10価層$x_{1/10}$と呼ぶ。それぞれ式（8），式（9）で示され，単位はcmである。**表3**に鉛，鉄，水におけるX線の半価層，1/10価層を示す。

$$I_0 \exp(-\mu x_{1/2}) = \frac{I_0}{2} \quad \Leftrightarrow \quad \ln(\exp(-\mu x_{1/2})) = \ln\left(\frac{1}{2}\right) \quad \Leftrightarrow \quad x_{1/2} = \frac{0.693}{\mu} \tag{8}$$

$$I_0 \exp(-\mu x_{1/10}) = \frac{I_0}{10} \quad \Leftrightarrow \quad \ln(\exp(-\mu x_{1/10})) = \ln\left(\frac{1}{10}\right) \quad \Leftrightarrow \quad x_{1/2} = \frac{\ln(10)}{\mu} = \frac{2.303}{\mu} \tag{9}$$

**表3**　半価層および 1/10 価層

| X線〔MeV〕 | 鉛 | | 鉄 | | 水 | |
|---|---|---|---|---|---|---|
| | $x_{1/2}$ | $x_{1/10}$ | $x_{1/2}$ | $x_{1/10}$ | $x_{1/2}$ | $x_{1/10}$ |
| 0.5 | 0.5 | 1.6 | 2.6 | 6.4 | 29 | 57 |
| 1.0 | 1.2 | 3.9 | 3.5 | 8.6 | 30 | 64 |
| 1.5 | 1.7 | 5.1 | 4.0 | 9.9 | 30 | 71 |
| 2.0 | 2.1 | 6.0 | 4.2 | 11 | 30 | 79 |

### ※ 中性子線の遮蔽

中性子は水素との弾性散乱により最も減衰する。そのため，水素を多く含むパラフィン，ポリエチレン，コンクリートを用いる。

また，非弾性散乱の場合は$\gamma$線を放出するため，この遮蔽を考慮する必要がある。

その他に，中性子捕獲は中性子を計測する上でよく用いられ，以下の反応を用いる。

$^{3}$He（n, p）$^{3}$H，$^{6}$Li（n, $\alpha$）$^{3}$H，$^{10}$B（n, $\alpha$）$^{7}$Li，$^{113}$Cd（n, $\gamma$）$^{114}$Cd

### ※ 放射線取扱主任者とは

許可届出使用者，届出販売業者，届出賃貸業者及び許可廃棄業者は，放射線障害の防止について監督を行わせるため，放射線取扱主任者を選任しなければならない。この場合において，放射性同位元素又は放射線発生装置を診療のために用いるときは医師又は歯科医師を，放射性同位元素又は放射線発生装置を医薬品，医療機器等の品質，有効性及び安全性の確保等のために医薬品，医薬部外品，化粧品，医療機器又は再生医療等製品の製造所において使用をするときは薬剤師をそれぞれ放射線取扱主任者として選任することができる。

許可届出使用者，届出販売業者，届出賃貸業者及び許可廃棄業者は，放射線取扱主任者を選任したときは，原子力規制委員会規則で定めるところにより，選任した日から30日以内に，その旨を原子力規制委員会に届け出なければならない。これを解任したときも，同様とする。

放射線取扱主任者は，誠実にその職務を遂行しなければならない。使用施設，廃棄物詰替施設，貯蔵施設，廃棄物貯蔵施設又は廃棄施設に立ち入る者は，放射線取扱主任者がこの法律若しくはこの法律に基づく命令又は放射線障害予防規程の実施を確保するためにする指示に従わなければならない。許可届出使用者，届出販売業者，届出賃貸業者及び許可廃棄業者等は，放射線障害の防止に関し，放射線取扱主任者の意見を尊重しなければならない。

許可届出使用者，届出販売業者，届出賃貸業者及び許可廃棄業者が選任しなければならない放射線取扱主任者の数は，許可届出使用者又は許可廃棄業者にあっては一工場若しくは一事業所又は一廃棄事業所につき少なくとも一人，届出販売業者又は届出賃貸業者にあっては少なくとも一人とする。

放射線取扱主任者になるためには，以下の課目の試験に合格し，主任者講習を修了することで免状が交付される。

・放射線取扱主任者の試験課目（第１種，第２種）

1）放射性同位元素等の規制に関する法律に関する課目

2）第一種（もしくは第二種）放射線取扱主任者としての実務に関する課目

3）物理学のうち放射線に関する課目

4）化学のうち放射線に関する課目

5）生物学のうち放射線に関する課目

・第１種放射線取扱主任者講習

1）放射線の基本的な安全管理に関する課目

2）放射性同位元素及び放射線発生装置並びに放射性汚染物の取扱い並びに使用施設等及び廃棄物詰替施設等の安全管理の実務に関する課目

3）放射線の量及び放射性同位元素又は放射線発生装置から発生した放射線により生じた放射線を放出する同位元素による汚染の状況の測定の実務に関する課目

4）放射性同位元素等又は放射線発生装置の取扱いに係る事故が発生した場合の対応の実務に関する課目

・第２種放射線取扱主任者講習

1）放射線の基本的な安全管理に関する課目

2）放射性同位元素（密封されたものに限る。）の取扱い及び使用施設等（密封された放射性同位元素を取り扱うものに限る。）の安全管理の実務に関する課目

3）放射線の量の測定の実務に関する課目

4）放射性同位元素（密封されたものに限る。）又は放射性汚染物の取扱いに係る事故が発生した場合の対応の実務に関する課目

**※ 代理者の選任**

放射線取扱主任者の代理者は，放射線取扱主任者の資格を有する者である。

放射線取扱主任者の代理者の選任及び解任の届出は，所定の様式で行い，放射線取扱主任者が職務を行うことができない期間が30日に満たない場合には，規定による届出を要しない。

届出先：原子力規制委員会

届出期限：選任した日から30日以内

## ※ 各施設の主任者選任条件（表4）

**表4**　各施設の主任者選任条件
（放射性同位元素等の規制に関する法律第三十四条）

| 区　分 | | 選任の可否 | | |
|---|---|---|---|---|
| | | 1種 | 2種 | 3種 |
| 非密封放射性同位元素及び放射線発生装置の使用者 | | ○ | × | × |
| 密　封 | 特定許可使用者 | ○ | × | × |
| | 上記を除く許可使用者 | ○ | ○ | × |
| | 届出使用者 | ○ | ○ | ○ |
| 許可廃棄業者 | | ○ | × | × |
| 届出販売・賃貸業者 | | ○ | ○ | ○ |
| 表示付認証機器のみを使用する事業所等 | | 不　要 | | |

## ※ 定期講習

施設の放射線取扱主任者に選任されたものは定期講習と受講する。対象は選任された，もしくは選任予定の場合とする。ただし，表示付認証機器のみを販売又は賃貸する者と汚染されたものを運搬及びその委託をしないものを除く。

受講期間は放射線取扱主任者に選任された日から1年以内（選任される前1年以内に受けた者を除く)。その後は，前回受けた日の属する年度の翌年度の開始の日から3年以内，届出販売業者及び届出賃貸業者にあっては5年以内とする。

各定期講習の課目は以下のとおりである。

・非密封放射性同位元素の使用をする許可使用者，放射線発生装置の使用をする許可使用者又は許可廃棄業者が選任した放射線取扱主任者

1）法に関する課目（1時間以上）

2）放射性同位元素等又は放射線発生装置の取扱い及び使用施設等又は廃棄物詰替施設等の安全管理に関する課目（1時間以上）

3）放射性同位元素等又は放射線発生装置の取扱いに係る事故が発生した場合の対応に関する課目（30分以上）

総時間：4時間以上

・放射性同位元素等の使用をする許可届出使用者が選任した放射線取扱主任者

1）法に関する課目（1時間以上）

2）放射性同位元素等（密封されたものに限る。）の取扱い及び使用施設等（密封された放射性同位元素を取り扱うものに限る。）の安全管理に関する課目（1時間以上）

3）放射性同位元素（密封されたものに限る。）又は放射性汚染物の取扱いに係る事故が発生した場合の対応に関する課目（30分以上）

総時間：3時間以上

・届出販売業者又は届出賃貸業者が選任した放射線取扱主任者が受講する放射線取扱主任者

1）法に関する課目（1時間以上）

2）放射性同位元素等の取扱いの事故の事例に関する課目（1時間以上）

総時間：2時間以上

### ※ 免状の再交付

免状を汚し，損じ，又は失い再交付を受けようとする者は，申請書を原子力規制委員会に提出しなければならない。原子力規制委員会は必要に応じ，免状の再交付を受けようとする者に対し，住民票の写しを提出させることができる。免状を汚し，又は損じた者は損じた免状を同項の申請書に添えなければならない。免状の再交付を受けたものは，失った免状を発見したときは，「失ったとしていた方」の免状を速やかに原子力規制委員会に返納しなければならない。

### ※ 放射線施設

放射線施設は使用施設，廃棄物詰替施設，貯蔵施設，廃棄物貯蔵施設又は廃棄施設に分類される。使用施設の使用者は下限数量の1 000倍を超える密封小線源，下限数量を超える非密封小線源，また放射線発生装置を使用するものを許可使用者，下限数量～1 000倍以下の密封小線源を使用するものを届出使用者，放射性同位元素装備機器のうち，安全性の高いものを表示付認証機器と呼び，これらを使用するものを表示付認証機器使用者とし，特に，許可使用者のうち，以下の条件を一つでも満たすものを特定許可使用者と呼ぶ。

1）非密封RIの使用（貯蔵施設の貯蔵能力：下限数量の10万倍以上）

2）密封RIの使用（貯蔵施設の貯蔵能力：10 TBq以上）

※1個が10 TBq以上の密封された放射性同位元素，又は1台に装備されている放射性同位元素の総量が10 TBq以上の放射性同位元素装備機器を使用する。

3）放射線発生装置を使用する許可使用者

**※ 各種申請**

許可使用の申請時に必要な事項は以下のとおりである。

1）放射性同位元素の種類，密封非密封の有無及び数量

2）放射線発生装置の種類，台数及び性能

3）使用目的及び方法，場所

4）使用施設：位置，構造及び設備

5）貯蔵施設：位置，構造及び貯蔵能力

6）廃棄施設：位置，構造及び設備

次に届出使用の申請時に必要事項は以下のとおりである。

1）放射性同位元素の種類，数量

2）使用目的，方法，場所

3）貯蔵施設の位置，構造，設備及び貯蔵能力（廃棄場所）

表示付認証機器使用は表示付認証機器の認証番号及び台数，使用目的，方法を申請する。

販売および賃貸業の届出は放射性同位元素の種類，販売予定数量（または最大賃貸予定数量），販売所（または賃貸事業所）の所在地を届出する。

廃棄業の許可申請では，廃棄事業所の所在地，放射性同位元素又は放射性汚染物の詰替えを行う施設の位置，構造及び設備，放射性同位元素又は放射性汚染物を貯蔵する施設の位置，構造及び貯蔵能力が必要事項となる。また，放射性同位元素又は放射性汚染物を埋設の方法による最終的な処分施設について，放射性同位元素又は放射性汚染物の性状及び量と放射線障害の防止のための措置を提出する。

各種の申請時期について**表5**，申請時の添付書類は**表6**に示す。

**表5** 使用の許可及び届出，販売及び賃貸の業の届出並びに廃棄の業の許可（放射性同位元素等の規制に関する法律第三条，第三条の二，第三条の三，第四条，第四条の二）

| 種　類 | 申請時期 |
|---|---|
| 許可使用 | あらかじめ |
| 届出使用 | あらかじめ |
| 表示付認証機器等の使用 | 使用開始日から30日以内 |
| 販売及び賃貸業<br>（表示付認証機器の販売、賃貸を除く） | あらかじめ |
| 廃棄業 | あらかじめ |

**表6**　申請時の添付書類
（放射性同位元素等の規制に関する法律施行規則　第二条，第三条，第六条，第七条）

| | |
|---|---|
| 許可使用 | ・法人の場合、登記事項証明書<br>・予定使用開始時期及び予定使用期間を記載した書面<br>・放射線施設を中心とし、縮尺及び方位を付けた工場又は事業所内外の平面図<br>・放射線施設の主要部分の縮尺付詳細断面図<br>・遮蔽の基準に適合することを示す書面・図面及び隣接区域の状況を記載した書面<br>・自動表示装置又はインターロックについて記載した書面<br>・排気／排水施設についての記載した書面<br>・放射性同位元素又は放射線発生装置の使用の方法の詳細及び放射線障害を防止するために講ずる措置を記載した書面<br>・分散移動使用又は随時移動使用の場合の使用の方法等を記載した書面<br>・管理区域外で下限数量以下の非密封放射性同位元素を使用する場合の使用場所の図面<br>・申請者の精神機能に関する書面 |
| 届出使用 | ・予定使用開始時期及び予定使用期間を記載した書面<br>・使用の場所及び廃棄の場所並びに貯蔵施設を示す平面図<br>・貯蔵施設の遮蔽物が遮蔽の基準に適合することを示す書面・図面 |
| 販売又は賃貸 | ・予定事業開始時期、予定事業期間及び放射性同位元素の種類ごとに年間販売予定数又は最大賃貸予定数量を記載した書面 |
| 廃棄 | ・法人の場合、登記事項証明書<br>・予定事業開始時期、予定事業期間及び年間収集・廃棄予定数量を記載した書面<br>・放射線施設を中心とし、縮尺及び方位を付けた廃棄事業所内外の平面図<br>・放射線施設各室の間取り、縮尺及び方位を付けた平面図<br>・放射線施設の主要部分の縮尺付詳細断面図<br>・遮蔽の基準に適合することを示す書面・図面及び近隣区域の状況を記載した書面<br>・排気／排水施設についての記載した書面<br>・申請者の精神機能に関する書面<br>※廃棄物埋設を行う場合<br>設置予定場所の気象、地盤、水理、地震、社会環境などの状況を示す書面・図面<br>廃棄物埋設地に係る遮蔽基準に適合することを示す書面・図面<br>資金計画、事業の収支見積りその他廃棄の業を適確に遂行するに足りる経理的基礎を有することを明らかにする書面<br>現行の事業の概要を示す書面 |

### ※ 許可証の再交付

許可証の再交付を受けようとする者は，申請書を原子力規制委員会に提出しなければならない。許可証を汚し，又は損じた者が申請書を提出する場合には，その許可証をこれに添えなければならない。許可証を失った者で許可証の再交付を受けたものは，失った許可証を発見したときは，速やかに,「失ったとしていた方」の許可証を原子力規制委員会に返納しなければならない。

### ※ 欠格条項

次に該当する者は使用又は廃棄の業の許可を与えない。

1) 放射性同位元素等の規制に関する法律第二十六条第一項の規定により許可を取り消され，取消しの日から二年を経過していない者

2) 放射性同位元素等の規制に関する法律又はこの法律に基づく命令の規定に違反し，罰金以上の刑に処せられ，その執行を終わり，又は執行を受けることのなくなった後，二年を経過していない者

3) 法人であってその業務を行う役員のうちに1）～2）のいずれかに該当する者のあるもの

次に該当する者は使用又は廃棄の業の許可を与えないことができる。

1) 心身の障害により放射線障害の防止のために必要な措置を適切に講ずることができない者として原子力規制委員会規則で定めるもの

2) 法人であって，その業務を行う役員のうちに1）に該当する者のあるもの

### ※ 表示付認証機器の設計認証

放射性同位元素装備機器の認証を受ける場合に，製造又は輸入者は当該機器の放射線障害防止のための機能を有する部分の設計並びに当該放射性同位元素装備機器の年間使用時間その他の使用，保管及び運搬に関する条件の認証を受ける。申請先は原子力規制委員会であるが，極めて放射線障害の少ないものは登録認証機関も含む。

・申請書記載内容

氏名又は名称及び住所並びに法人にあっては，その代表者の氏名

放射性同位元素装備機器の名称及び用途

放射性同位元素装備機器に装備する放射性同位元素の種類及び数量

### ※ 放射線障害予防規程

認可を受けた使用者等は，放射線障害に関する予防規程を作成し，原子力規制委員会に業務開始前に提出し，変更後は30日以内に提出する。以下に放射線障害予防規程に記載する内容を示す。

1) 放射線取扱主任者その他の放射性同位元素等又は放射線発生装置の取扱いの安全管理に従事する者に関する職務及び組織に関すること。

2) 放射線取扱主任者の代理者に関すること。

3) 放射線施設の維持及び管理（管理区域でない区域に立ち入る者の立入りの管理を含む）並びに放射線施設の点検に関すること。

4) 放射性同位元素又は放射線発生装置の使用に関すること（密封されていない放射性同

位元素の数量の確認の方法に関することを含む)。

5）放射性同位元素等の受入れ，払出し，保管，運搬又は廃棄に関すること（届出賃貸業者は，賃貸した許可届出使用者により適切な保管が行われないときの措置を含む)。

6）放射線の量及び放射性同位元素による汚染の状況の測定並びにその測定の結果についての放射性同位元素等の規制に関する法律施行規則第二十条第四項各号に掲げる措置に関すること。

7）放射線障害を防止するために必要な教育及び訓練に関すること。

8）健康診断に関すること。

9）放射線障害を受けた者又は受けたおそれのある者に対する保健上必要な措置に関すること。

10）放射性同位元素等の規制に関する法律第二十五条に規定する放射線障害の防止に関する記帳及び保存に関すること。

11）地震，火災その他の災害が起こったときの措置（ 12）の措置を除く）に関すること。

12）危険時の措置に関すること。

13）放射線障害のおそれがある場合又は放射線障害が発生した場合の情報提供に関すること。

14）応急の措置を講ずるために必要な事項であって，次に掲げるもの（原子力規制委員会が定める放射性同位元素又は放射線発生装置の使用をする場合に限る)。

14-1）職務及び組織に関すること。

14-2）必要な設備又は資機材の整備に関すること。

14-3）応急の措置の実施に関する手順に関すること。

14-4）応急の措置に係る訓練の実施に関すること。

14-5）都道府県警察，消防機関及び医療機関その他の関係機関との連携に関すること。

15）放射線障害の防止に関する業務の改善に関すること（特定許可使用者及び許可廃棄業者に限る)。

16）放射線管理の状況の報告に関すること。

17）廃棄物埋設地に埋設した埋設廃棄物に含まれる放射能の減衰に応じて放射線障害の防止のために講ずる措置に関すること（廃棄物埋設を行う場合に限る)。

18）その他放射線障害の防止に関し必要な事項

**※ 管理区域**

放射線を使用する区域は環境管理の対象であり，環境管理とは，作業環境および放射線施設周辺の空間線量当量および汚染状況のモニタリングである。管理区域の定義は以下のとおりである。

**表 7**　放射線の種類とサーベイメータの種類

| 放射線の種類 | サーベイメータの種類 |
|---|---|
| $\gamma$ 線 | GM 計数管（50 keV 以上）<br>NaI（Tl）シンチレーション検出器（50 keV 以上）<br>電離箱（30 keV 以上、極低線量率には不適）<br>半導体（Si，Ge 半導体）<br>※管理区域境界等には積算型線量計であるフィルムバッジ，<br>TLD，OSL，ガラス線量計 |
| $\beta$ 線 | 電離箱・GM 計数管（キャップなし）<br>プラスチックシンチレーション検出器<br>ガスフロー型 |
| $\alpha$ 線 | ZnS（Ag）シンチレーション検出器 |
| 中性子線 | レムカウンタ（$BF_3$ ガス，$^3He$ ガス比例計数管） |

1）3 ヵ月の実効線量が 1.3 mSv で通常 1.3 mSv/500 h

2）空気中濃度の 3 ヵ月間平均が濃度限度値の 1/10 以上

3）汚染密度が表面密度限度の 1/10（$\alpha$ 線放出核種で 0.4 Bq/cm$^2$，$\beta$･$\gamma$ 線放出核種で 4 Bq/cm$^2$）

4）1）～3）のリスクの割合が 1 を超える場所

管理区域では，1 cm 線量当量率もしくは 1 cm 線量当量を月 1 回の頻度で測定する。空間線量率の測定にはサーベイメータを用いる。測定する放射線の種類とそれに対応するサーベイメータの種類を**表 7** に示す。また，表面汚染は固定性と遊離性があり，評価方法は直接法と間接法がある。直接法は固定性汚染の恐れがある箇所に直接サーベイメータを近づけて計測する方法で，特徴としてバックグラウンドの高い箇所には向かない。測定時間は，測定器の時定数（正しい値が読み取れるまでにかかる時間：正味変化量の 63 % まで測定できる時間）の 3 ～ 4 倍程度の時間が経過した後に読み取る。

### ※ 線量当量

放射線の周辺線量当量等の評価に使用する直径 30 cm で内部に 1 g/cc の水が入ったことが想定された組織等価均一ファントムである。組成は酸素 76.2 %，炭素 11.1 %，水素 10.1 %，窒素 2.6 % となる。周辺線量当量 H*(d) は放射線場の評価に用いる。ある 1 点に全ての方向から入射する方は放射線を ICRU 球全体に均等に入射している（拡張場）とし，それらの放射線がすべて前面から入射した場合（整列場），ICRU 球の表面からの半径上の深さ d の線量当量である。ICRU 球の表面からの半径上の深さ d は 70 μm と 3 mm と 1 cm が使用される。周辺線量当量 H*(d) に入射角 Ω が加わり，H*(d，Ω) となり，方向性線量当量と呼ぶ。周辺線量

**表8**　防護量と実用量

| 管理区分 | 防護量 | 実用量 |
|---|---|---|
| 環　境 | 実効線量 | 1 cm 線量当量<br>（周辺線量当量）<br>（方向性線量当量） |
| 人 | 実効線量 | 1 cm 線量当量<br>（個人線量当量） |
| | 等価線量 | 70 µm・1 cm 線量当量<br>（個人線量当量） |

当量との違いは，拡張場において放射線の方向性を残して入射した場合の深度 d の線量当量を示す。個人線量当量 $H_p(d)$ は，人体の軟部組織の吸収線量から導出される。半径上の深さ d は 70 µm と 1 cm が使用される。ICRU 球を使用せずに ICRU スラブファントムを使用する。スラブファントムとは，30 cm × 30 cm × 15 cm の立方ファントムで内部は ICRU 球と同じである。各防護量と実用量の組み合わせを**表 8** に示す。

### ※ 個人被ばく管理

個人被ばく管理では，作業者の被ばくが限度を超えていないことを確認する。対象は放射線業務従事者，一時立入で 100 µSv を超える恐れのあるものである。被ばくの平常値を知ることによりこれを超える場合に，作業内容や作業環境の改善に役立てる。個人被ばく管理は作業環境モニタリングと個人被ばくモニタリングによって行う。個人被ばくの管理に使用する実効線量，等価線量は以下のとおりである。

実効線量：1 cm 線量当量

等価線量：70 µm 線量当量（皮膚）

70 µm，3 mm，1 cm 線量当量より適切（水晶体）

1 cm 線量当量（妊娠中の女性腹部）

線量計は X・$\gamma$ 線，$\beta$ 線，熱中性子を測定する場合はガラス線量計もしくは OSL 線量計を使用し，速中性子線を測定する場合は固定飛跡検出器を使用する。

着用箇所は体幹部均等被ばくの場合，男性および妊娠の意志がない女性は胸部，妊娠可能な女性は腹部である。体幹部不均等被ばくの場合，男性は胸部，女性は腹部，それに加えて最も被ばくする可能性のある 2 ヵ所である。均等被ばく，不均等被ばくの違いは，防護衣による遮蔽の有無による被ばく線量の違いを指す。そのため，線量計を防護服の内側と外側に着用する。末端被ばくの場合，男性は胸部，女性は腹部に加えて末端部である。

実際の導出方法について個人線量を管理する場合に，均等被ばくと不均等被ばくにより分けられる。実効線量は均等被ばくの場合は胸部もしくは腹部の 1 cm 線量当量である。一方，不均等被ばくの場合は各部位につけた線量より，実効線量 $H_E$ を以下の式（10）を用いて評価する。

$$H_E = 0.08\,H_a + 0.44\,H_b + 0.45\,H_c + 0.03\,H_m \tag{10}$$

$H_a$：頭部および頸部につけた 1 cm 線量当量

$H_b$：胸部および上腕部につけた 1 cm 線量当量

$H_c$：腹部および大腿部につけた 1 cm 線量当量

$H_m$：上述三つの値のうち最大のもの

内部被ばくは通常，作業環境をモニタリングすることで内部被ばく線量を推定して管理するが，調査レベルを超えるような場合は，体内負荷量等の計算を行い，精密な検査を行う。内部被ばくの実効線量は以下の式（11）である。

$$E = eI \tag{11}$$

$E$：預託実効線量〔mSv〕

$e$：吸入摂取または経口摂取に与えられる実効線量係数〔mSv / Bq〕

$I$：摂取量〔Bq〕

体内放射能の評価は，直接法とバイオアッセイ，空気中放射能からの推定による評価がある。直接法ではホールボディカウンタ，肺モニタ，甲状腺モニタを使用し，評価には残留関数を用いて体内摂取量を求める。多くの放射線は人体に吸収されるため，$\gamma$ 線をおもに検出する。バイオアッセイでは，尿や糞等から測定した放射性物質の量から 1 日当たりの排泄量と排泄関数を用いて評価する。内部被ばくの計測方法の特徴を**表 9** に示す。また，排泄量等を定義する標準人について各器官の質量を**表 10**，水の摂取量および排泄量を**表 11** に示す。

**表 9**　内部被ばくの計測方法の特徴

| | 体外計測法 | バイオアッセイ |
|---|---|---|
| 測定方法 | 直接測定 | 間接測定 |
| 被検者の拘束時間 | 長　い | 短　い |
| 対象の放射線 | $\gamma$　線 | 全て測定可能 |
| 精　度 | 高　い | 低　い |

**表 10**　標準人における各臓器の質量〔g〕および有効半径〔cm〕（ICRP2007 より）

| 器　官 | 全　身 | 骨 | 筋　肉 | 脂　肪 | 血　液 | 消化管 | 甲状腺 |
|---|---|---|---|---|---|---|---|
| 質　量 | 70 000 | 7 000 | 30 000 | 10 000 | 5 400 | 2 000 | 20 |
| 有効半径 | 30 | 5 | 30 | 20 | | 30 | 3 |

**表 11**　標準人の水の収支〔cm$^3$/ 日〕

| 摂　取 | | 排　泄 | |
|---|---|---|---|
| 食　物 | 1 000 | 尿 | 1 400 |
| 流動物 | 1 200 | 汗 | 600 |
| 酸　化 | 300 | 肺 | 300 |
| | | 糞　便 | 200 |

空気中放射能濃度からの導出する吸入摂取量 $I$ は以下の式（12）である。

$$I = 1.2 \times 10^6 CtF \qquad (12)$$

$C$：空気中の放射性核種の濃度測定値〔Bq・cm$^{-3}$〕

$t$：吸入するおそれのある場所に立ち入った時間〔h〕

$F$：呼吸する空気中の放射性核種濃度の C に対する割合

（モニタリングした空気と対象者が吸った空気は異なるためそれを補正する係数）

なお，トリチウム水の場合の吸入摂取量 $I$ は以下の式（13）である。

$$I = 1.8 \times 10^6 CtF \qquad (13)$$

測定の頻度は外部被ばくは 3 ヵ月間および 1 年間について集計する。許可および届出使用者等が妊娠した場合は，出産までの間，1 ヵ月間ごとの集計ができるように測定する。内部被ばくについては，吸入および経口摂取の恐れのある場所に立ち入る場合，3 ヵ月間に 1 回行う。許可および届出使用者等が妊娠した場合は，出産までの間，1 ヵ月間ごとの集計ができるように測定する。

**※ 体内に取り込まれる放射性物質に対する防護**

体内に取り込まれた放射性物質は内部被ばくの影響をもたらす。そのため，内部被ばくを減少されるための方法をとる。まず，体内への取り込み経路は以下のようになる。体内に取り込まれる割合は，物質の形態等による物理的要因や，ヒトの生理的条件により異なる。

1）肺への吸入摂取

肺へ取り込まれた放射性物質は，一部は静脈から血流中に取り込まれ，その他は呼吸により体外へ排出される。

2）消化管への経口摂取

消化管から吸収されて体液中に取り込まれる。

3）経皮，または傷口からの侵入

体内への取り込み防止は換気設備のついたフード内での取り扱いや，マスクを着用すること

**表 12**　内部被ばく防護の 3D2C

| | |
|---|---|
| 希　釈<br>dilute | 低濃度にした状態で扱うことで，体内に入った際の危険性を低下させる |
| 分　散<br>disperse | 換気，廃液希釈を行い低濃度にする |
| 除　去<br>decontaminate | 汚染除去，RI を除去することにより危険性を低下させる |
| 閉じ込め<br>contain | 容器による保存，フード内での取り扱いにより拡散を防止する |
| 集中化<br>concentrate | 線源保管等，管理の分散により線源を明確にする |

で吸入による摂取を防ぐ。また，直接肌に触れないために防護服等の着用が行われる。体内に取り込まれた場合は，核種により利尿剤や下剤，キレート剤（放射性物質と結合して排泄される）の静脈投与等を実施する。内部被ばく防護に関する 3D2C を**表 12** に示す。

### ※ 放射線業務従事者の線量限度

放射線業務従事者に対する実効線量，等価線量の限度は以下のとおりである。

#### ・実効線量限度

1）100 mSv/5 年

2）50 mSv/1 年

3）女性については 4 月 1 日，7 月 1 日，10 月 1 日，1 月 1 日を始期とする 5 mSv/3 ヵ月

4）妊娠中については本人の申し出により許可届出使用者又は許可廃棄者が事実を知ってから出産までの期間で内部被ばくが 1 mSv

#### ・等価線量限度

1）水晶体に 100 mSv/5 年または 50 mSv/ 年（4 月 1 日を始期とする）

2）皮膚に 500 mSv/1 年（4 月 1 日を始期とする）

3）妊娠中については本人の申し出により許可届出使用者又は許可廃棄者が事実を知ってから出産までの期間で腹部表面に 2 mSv

### ※ 健康診断

各法律で定める健康診断について**表 13** から**表 15** に示す。また，定期以外の健康診断では，以下の場合に遅滞なく行う。また，放射線業務従事者以外の者が放射線障害を受け，又は受けたおそれのある場合には，遅滞なく医師による診断，必要な保健指導等の適切な措置をとる。

1）放射性同位元素を誤って吸入摂取し，又は経口摂取したとき

2）放射性同位元素により表面密度限度を超えて皮膚が汚染され，その汚染を容易に除去することができないとき

3）放射性同位元素により皮膚の創傷面が汚染され，又は汚染されたおそれのあるとき

4）実効線量限度又は等価線量限度を超えて放射線に被ばくし，又は被ばくしたおそれのあるとき

また，放射線障害又は放射線障害を受けたおそれの程度に応じて，以下の措置をとる。

1）管理区域への立入時間の短縮，立入りの禁止

2）放射線に被ばくするおそれの少ない業務への配置転換

3）保健指導

**表 13**　放射性同位元素等の規制に関する法律の定める健康診断
（放射性同位元素等の規制に関する法律施行規則　第二十二条）

| | |
|---|---|
| 実　施 | 初めて管理区域に立入前<br>立入後は 1 年を超えない期間ごとに 1 回 |
| 問　診 | 被ばく歴の有無<br>（有の場合）<br>作業場所、内容、期間、線量、障害の有無、その他（被ばく状況） |
| 検査・検診 | 項目：血液検査、皮膚、眼、その他（特に規定なし）<br>初回は「血液検査 + 皮膚」は必ず行い、医師が必要と判断した場合は「眼」も実施する。<br>立入後は医師が必要と判断した場合に限り、全項目実施する。 |
| 記録・保存 | 永久保存<br>該当者が従事者でなくなった場合、5 年以上保存後に指定機関に引き渡す。 |

**表 14**　電離放射線障害防止規則の定める健康診断

| | |
|---|---|
| 実　施 | 雇い入れ又は放射線業務に配置替えの時<br>従事後は 6 ヵ月を超えない期間ごとに 1 回 |
| 問　診 | 被ばく歴の有無<br>（有の場合）<br>作業場所、内容、期間、障害の有無<br>前回の健診までの累積実効線量<br>前回 - 今回までの実効線量ならびに、眼及び皮膚の等価線量 |
| 検査・検診 | 項目：血液検査、皮膚、眼（白内障について）<br>雇入、配置替えの場合は原則全項目だが、使用する線源によっては「眼」を省略可能。<br>従事後は前年 1 年、当年 1 年間ともに実効線量 5 mSv を超えない（恐れがない）場合で医師が不必要と判断した場合は一部、もしくは全項目が省略可能。 |
| 記録・保存 | 電離放射線健康診断個人票（所定のフォーマット）に記録。<br>30 年間保存（5 年保存後に指定機関に引き渡し可能） |

表 15 人事院規則の定める健康診断

| | |
|---|---|
| 実 施 | 採用時、または配置替えの時<br>従事後は 6 ヵ月を超えない期間ごとに 1 回 |
| 問 診 | 被曝経歴の評価 |
| 検査・検診 | 項目：血液検査、皮膚、眼（白内障について）<br>採用、配置替えの場合は原則全項目だが、使用する線源によっては「眼」を省略可能。<br>従事後は前年 1 年、当年 1 年間ともに実効線量 5 mSv を超えない（恐れがない）場合、医師が必要と判断した場合は一部、もしくは全項目を行う。<br>その他の場合は医師が不必要と判断した場合は一部、もしくは全項目が省略可能。 |
| 記録・保存 | 規定なし |

### ※ 放射線施設内の線量限度

放射線施設内で常時人が立ち入る場所において，人が触れるものの表面の放射性核種の密度について以下のように限度を設ける。

1）$\alpha$ 線を放出する放射性同位元素 4 Bq/cm$^2$

2）$\alpha$ 線を放出しない放射性同位元素 40 Bq/cm$^2$

つぎに，放射線施設内で常時人が立ち入る場所において，人が呼吸する空気中の放射性同位元素の濃度について，1 週間の平均濃度が以下を満たすこととする。排気又は排水中の濃度限度も「放射線を放出する同位元素の数量等を定める件」に掲げるように類似する。

1）放射性同位元素の種類が明らかで，かつ，1 種類の場合は核種ごとに決められた濃度

2）放射性同位元素の種類が明らかで，かつ，複数の場合は核種ごとに決められた濃度の割合の和

3）放射性同位元素の種類が明らかでない場合は，告示されている濃度の中で最小の濃度

4）放射性同位元素の種類が明らかで，かつ，通常告示されている核種でない場合,「放射線を放出する同位元素の数量等を定める件」の別表に掲げる濃度

### ※ 使用施設の構造

許可使用者が放射性同位元素又は放射線発生装置を取り扱う施設を使用施設と呼ぶ。使用施設内には作業室等が設置されている。各室，設備の名称及び機能を**表 16** に示す。使用施設はまず，地盤が強固（地崩れしない）で浸水のおそれの少ない場所に建てる。また管理区域の境界には柵等で人がみだりに入れないようにする。主要構造部等は耐火構造又は不燃材料を使用する。ただし，下限数量の 1 000 倍以下の放射性同位元素を扱う場合は対象としない。主要構造部とは，壁，梁，柱，床，屋根又は階段を指す。主要構造部等の「等」は，主要構造部ではないが放射線施設を区画するために用いる柱，壁を指す。使用施設の線量限度を**表 17** に示

す。また，使用施設内の作業室について放射性同位元素を取り扱う際に，汚染を防止，また，汚染した際に除染が円滑に出来るように以下のように指定されている。

1）作業室内の壁，床，その他放射性同位元素により汚染される恐れのある部分の条件

・突起・くぼみ，すき間のない構造

・滑らかで浸透しにくい素材，腐食しない素材

2）フードやグローブボックス等の気体状の放射性同位元素又は放射性汚染物の広がりを防止する装置は，排気装置に連結すること。

非密封小線源を扱う場合は以下の基準を満たすこととする。

1）使用施設の出入口付近等に設置する

2）突起・くぼみ，すき間のない構造

3）滑らかで浸透しにくい素材，腐食しない素材を使用

4）洗浄設備，更衣設備，放射線測定器の設置

5）除染に必要な器材を設置

6）洗浄設備の排水管は排水設備に連結させる

また，表示装置として 400 GBq 以上の密封小線源又は放射線発生装置を使用する室の出入口には，放射性同位元素又は放射線発生装置を使用する場合にその旨を自動で表示する装置を設置し，100 TBq 以上の密封小線源又は放射線発生装置を使用する室の出入口には，放射性同位元素又は放射線発生装置を使用する場合に人がみだりに入ることを防止するために，インターロックを設置する。

**表 16** 各室、設備の名称および機能
（放射性同位元素等の規制に関する法律施行規則　第一条）

| 名　称 | 機　能 |
|---|---|
| 作業室 | 非密封放射性同位元素の使用、若しくは詰替や、放射性汚染物で非密封のものの詰替 |
| 廃棄作業室 | 放射性同位元素を焼却後に残渣を焼却炉からの搬出や、コンクリート等の固型化材料により固型化 |
| 汚染検査室 | 人体又は作業衣等の人体に着用しているものの表面の放射性同位元素による汚染の検査 |
| 排気設備 | 排気浄化装置、排風機、排気管、排気口等気体状の放射性同位元素を浄化又は排気する |
| 排水設備 | 排液処理装置、排水浄化槽（貯留、希釈、沈殿、ろ過）、排水管、排水口等液体状の放射性同位元素等を浄化又は排水する |
| 固型化処理設備 | 粉砕装置、圧縮装置、混合装置、詰込装置等放射性同位元素をコンクリート等により固型化する |

**表 17** 使用施設の線量限度
（使用施設、貯蔵施設及び廃棄施設の位置、構造及び設備の技術上の基準等に関する審査ガイド）

| | 外部線量 | 空気中濃度水中濃度 | 表面密度 |
|---|---|---|---|
| 使用施設内の常時人の立入場所 | 1 mSv/ 週 | 1 週間平均が空気中濃度限度 | 表面密度限度 |
| 管理区域の境界 | 1.3 mSv/3 ヵ月 | 3 ヵ月平均が空気中濃度限度の 1/10 | 表面密度限度の 1/10 |
| 工場等の事業所境界及び事業所内の居住区域 | 250 μSv/3 ヵ月（一般病室では 1.3 mSv/3 ヵ月） | 排気中濃度限度 | な し |

**※ 使用に関する規定**

放射線施設において，放射性同位元素の使用時等に以下のことが定められている。

1）密封されていない放射性同位元素の使用は，作業室において行うこと

2）密封された放射性同位元素の使用をする場合には，正常な使用状態においては，開封又は破壊されるおそれのないこと。密封された放射性同位元素が漏えい，浸透等により散逸して汚染するおそれのないこと。

**・防護関連**

1）遮蔽壁その他の遮蔽物を用いることにより放射線の遮蔽を行うこと。

2）遠隔操作装置，かん子等を用いることにより放射性同位元素又は放射線発生装置と人体との間に適当な距離を設けること。

3）人体が放射線に被ばくする時間を短くすること。

**・施設関連**

1）インターロックを設けた室内で放射性同位元素又は放射線発生装置の使用をする場合には，搬入口，非常口等人が通常出入りしない出入口の扉を外部から開閉できないようにするための措置及び室内に閉じ込められた者が速やかに脱出できるようにするための措置を講ずること。

2）作業室内の人が常時立ち入る場所又は放射線発生装置の使用をする室における人が呼吸する空気中の放射性同位元素の濃度は，放射性同位元素によって汚染された空気を浄化し，又は排気することにより，空気中濃度限度を超えないようにすること。

3）作業室での飲食及び喫煙を禁止すること。

4）作業室又は汚染検査室内の人が触れる物の表面の放射性同位元素の密度は，その表面の放射性同位元素による汚染を除去し，又はその触れる物を廃棄することにより，表面密度限度を超えないようにすること。

5) 使用の場所の変更について原子力規制委員会に届け出て，400 GBq 以上の放射性同位元素を装備する放射性同位元素装備機器の使用をする場合には，当該機器に放射性同位元素の脱落を防止するための装置が備えられていること。

6) 使用施設又は管理区域の目につきやすい場所に，放射線障害の防止に必要な注意事項を掲示すること。

7) 届出使用者が放射性同位元素の使用をする場合及び許可使用者が法第十条第六項の規定により，使用の場所の変更について原子力規制委員会に届け出て，放射性同位元素又は放射線発生装置の使用をする場合における管理区域には，**表 18** に定めるところにより，標識を付けること。

8) 密封された放射性同位元素を移動させて使用をする場合には，使用後直ちに，その放射性同位元素について紛失，漏えい等異常の有無を放射線測定器により点検し，異常が判明したときは，探査その他放射線障害を防止するために必要な措置を講ずること。

・行動関連

1) 作業室においては，作業衣，保護具等を着用して作業し，これらを着用してみだりに作業室から退出しないこと。

2) 作業室から退出するときは，人体及び作業衣，履物，保護具等人体に着用している物の表面の放射性同位元素による汚染を検査し，かつ，その汚染を除去すること。

3) 放射性同位元素によって汚染された物で，その表面の放射性同位元素の密度が表面密度限度を超えているものは，みだりに作業室から持ち出さないこと。

4) 放射性汚染物で，その表面の放射性同位元素の密度が，原子力規制委員会が定める密度を超えているものは，みだりに管理区域から持ち出さないこと。

5) 陽電子断層撮影用放射性同位元素を人以外の生物に投与した場合においては，当該生物及びその排出物については，投与された陽電子断層撮影用放射性同位元素の原子の数が一を下回ることが確実な期間を超えて管理区域内において保管した後でなければ，みだりに管理区域から持ち出さないこと。

6) 使用の場所の変更について原子力規制委員会に届け出て，放射性同位元素又は放射線発生装置の使用をする場合には，放射性同位元素については放射性同位元素等の規制に関する法律第三十五条第一項の第一種放射線取扱主任者免状又は同項の第二種放射線取扱主任者免状を有する者の，放射線発生装置については第一種放射線取扱主任者免状を有する者の指示の下に行うこと。

7) 管理区域には人がみだりに立ち入らないような措置を講じ，放射線業務従事者以外の者が立ち入るときは，放射線業務従事者の指示に従わせること。

**※ 放射化物の保管**

放射化物を保管する際には，以下の基準を満たすこと。

1）外部と区画された構造（全て耐火構造）

2）設備の扉や貯蔵箱のふた等は封鎖・施錠できること

3）保管容器は以下の条件を満たすこと

気体の容器は気密な構造であり，液体の容器はこぼれにくく，浸透しにくい素材とし，こぼれたり，破損した場合に受け皿，吸収材等の措置を設ける

また，保管の基準として以下のことが挙げられる。

1）貯蔵箱について，放射性同位元素の保管中これをみだりに持ち運ぶことができないよう措置を講ずること。

2）貯蔵施設のうち放射性同位元素を経口摂取するおそれのある場所での飲食及び喫煙を禁止すること。

3）放射性汚染物でその表面の放射性同位元素の密度が原子力規制委員会の定める密度を超えているものは，みだりに管理区域から持ち出さないこと。

4）貯蔵施設の目につきやすい場所に，放射線障害の防止に必要な注意事項を掲示すること。

5）管理区域にはみだりに立ち入らないような措置を講じ，放射線業務従事者以外の者が立ち入るときは，放射線業務従事者の指示に従わせること。

**※ 標　識**

放射線施設内では，各室について標識を掲示することが求められる。各標識について**表 18** に示す。

**表 18**　標　　識
（放射性同位元素等の規制に関する法律施行規則　別表第一
（第十四条の七―第十四条の十一，第十五条，第十九条関係））

| 文言（マークの下） | 該当施設 |
|---|---|
| 立入りを禁ず | 貯蔵室、保管廃棄設備、放射化物保管設備、管理区域※<br>※ 管理区域<br>使用施設、廃棄物詰替施設、貯蔵施設、廃棄物貯蔵施設、廃棄施設<br>放射性同位元素使用場所、放射線発生装置使用場所<br>放射性同位元素廃棄場所 |
| ふれることを禁ず | 排気設備、廃棄設備 |
| 上 2 つのうち、どちらか | 貯蔵室（貯蔵箱）、排水設備 |
| な　し | 放射性同位元素使用室、放射線発生装置使用室<br>放射性廃棄物詰替室、廃棄作業室、汚染検査室<br>放射性同位元素（種類、数量も）、放射性廃棄物、放射化物 |

**※ 各施設の構造**

廃棄物詰替施設は使用施設の表示装置およびインターロックといった設備以外は使用施設と同様である。貯蔵施設は，地崩，浸水の少ない場所に設けることは使用施設と変わらないが，耐火性については使用施設と比較してより厳しい条件となっている。主要構造部等は耐火構造のみで不燃材料は満たしておらず，特定設備にはそれに該当する防火戸を設置する。また，貯蔵箱，貯蔵容器等，管理区域境界の柵設置といったものは使用施設と同様であり，廃棄物貯蔵施設も貯蔵施設と同様である。

廃棄施設も建築条件は使用施設と同様であるが，廃棄物埋設地とは別と考える。廃棄施設の特徴がある部分として，廃棄物埋設地は地崩，浸水の恐れが少ない場所に設置し，敷地内の常時人の立入場所の線量限度は 1 mSv/週，事業所境界の線量限度は 250 μSv/3 ヵ月とし，外周仕切設備を設ける。

**1） 排気設備**

非密封の放射性同位元素又は放射線発生装置（3 ヵ月の平均濃度が空気中濃度限度の 1/10 を超える）を使用する室には，排気設備（3 ヵ月間の平均濃度が「排気又は排水にかかる放射性同位元素の濃度限度」以下になる能力）を設ける。排気設備ではプレフィルタ，HEPA フィルタ，活性炭フィルタといったフィルタを使用している。

**2） 排水設備**

排水口における排液中，若しくは事業所等の境界における排水中の放射性同位元素の濃度が，3 ヵ月間の平均濃度が「排気又は排水にかかる放射性同位元素の濃度限度」以下になる能力の排水設備を設ける。

※ 上記の排気・排水設備を設けることが困難な場合は事業所境界の外の実効線量が 1 mSv/年のもので承認を得る。

**3） その他の設備**

焼却炉，固型化処理設備には排気設備，廃棄作業室，汚染検査室を設ける。固体廃棄物は可燃，難燃等に分類され，可燃の場合は焼却炉で灰化される。また，実験動物等は乾燥させて脱水した後に指定の容器に入れて集荷される。

**※ 測　定**

許可届出使用者及び許可廃棄業者は，放射線障害のおそれのある場所について，放射線の量及び放射性同位元素等による汚染の状況を測定しなければならない。放射線の量の測定は通常 1 cm 線量当量率又は 1 cm 線量当量を用いる。ただし，70 μm 線量当量（率）が 1 cm 線量当量（率）の 10 倍を超えるおそれがある場合は 70 μm 線量当量（率）を用いる。放射線の量及び放射性同位元素による汚染の状況の測定は，放射線測定器を用いて行う。ただし，放射線測定器を用いて測定することが著しく困難である場合には，計算によってこれらの値を算出することができる。放射線の量および汚染状況を測定する場所を**表 19** に示す。

**表 19**　放射線の量および汚染状況を測定する場所
（放射性同位元素等の規制に関する法律施行規則　第二十条）

| 項　目 | 放射線の量 | 放射性同位元素による汚染の状況 |
|---|---|---|
| 場　所 | 使用施設<br>廃棄物詰替施設<br>貯蔵施設<br>廃棄物貯蔵施設<br>廃棄施設<br>管理区域の境界<br>事業所等内において人が居住する区域<br>事業所等の境界 | 作業室<br>廃棄作業室<br>汚染検査室<br>排気設備の排気口<br>排水設備の排水口<br>排気監視設備のある場所<br>排水監視設備のある場所<br>管理区域の境界 |

測定の頻度は作業開始前に 1 回行い，その後は放射線量の測定場所（廃棄物詰替施設，貯蔵施設を除く）並びに作業室，廃棄作業室，汚染検査室及び管理区域の境界における汚染の状況の測定は，1 ヵ月を超えない期間ごとに 1 回行う。ただし，廃棄物埋設地を設けた廃棄事業所の境界における放射線の量の測定にあっては，全ての廃棄物埋設地を土砂等で覆うまでの間においては 1 週間を超えない期間ごとに 1 回行う。密封された放射性同位元素又は放射線発生装置を固定して取り扱う場所であって，取扱いの方法及び遮蔽壁その他の遮蔽物の位置が一定しているときの放射線の量の測定（貯蔵施設を除く）は，6 ヵ月を超えない期間ごとに 1 回行う。下限数量に 1 000 を乗じて得た数量以下の密封された放射性同位元素のみを取り扱うときの放射線の量の測定は，6 ヵ月を超えない期間ごとに 1 回行う。

排気設備の排気口，排水設備の排水口，排気監視設備のある場所及び排水監視設備のある場所における放射性同位元素による汚染の状況の測定は，排気し，又は排水する都度（連続して排気し，又は排水する場合は，連続して）行う。

**※ 基準適合義務**

許可・届出を終えた者はその施設が基準に適合する義務が生じる。許可使用者は，その使用施設，貯蔵施設及び廃棄施設の位置，構造及び設備を放射性同位元素等の規制に関する法律第六条第一号から第三号までの技術上の基準に適合するように維持しなければならない。届出使用者は，その貯蔵施設の位置，構造及び設備を原子力規制委員会規則で定める技術上の基準に適合するように維持しなければならない。

許可廃棄業者は，その廃棄物詰替施設，廃棄物貯蔵施設及び廃棄施設の位置，構造及び設備を射性同位元素等の規制に関する法律第七条第一号から第三号までの技術上の基準に適合するように維持しなければならない。

※ 許可使用者，許可廃棄業者の適合の基準は許可を受ける際の基準であるため，それらを維持することが求められている。

### ※ 施設検査

施設検査は各施設が設置または変更の許可（承認）の内容に適合しているか否かについて検査を行うものである。設置時の検査は使用施設，廃棄物詰替施設，貯蔵施設，廃棄物貯蔵施設，廃棄施設で実施される。変更時の検査は以下のとおりである。なお，以下の 1）～ 4）の変更以外については，軽微な変更として施設検査を行わない。

1）密封された放射性同位元素に係る許可（承認）

数量が 10 TBq 以上の密封された放射性同位元素を使用・貯蔵する施設の増設

貯蔵施設の貯蔵能力を密封された放射性同位元素の貯蔵能力を 10 TBq 未満から 10 TBq 以上とするもの

10 TBq 以上からさらに増設するもの

密封された放射性同位元素を廃棄する廃棄施設の増設

2）非密封の放射性同位元素に係る許可（承認）

年間使用数量が下限数量に 10 万倍を乗じて得た数量以上の使用・貯蔵をする使用・貯蔵施設の増設

貯蔵施設の貯蔵能力の変更で，貯蔵能力を下限数量に 10 万倍を乗じて得た数量未満から下限数量に 10 万倍を乗じて得た数量以上とするもの

密封されていない放射性同位元素を廃棄する廃棄施設の増設

3）放射線発生装置に係る許可（承認）

放射線発生装置の使用をする使用施設の増設

放射線発生装置の使用をしていない施設において放射線発生装置の使用をすることとなる変更

4）許可廃棄業者

廃棄物詰替施設，廃棄物貯蔵施設又は廃棄施設の増設

### ※ 定期検査

定期検査は各施設の位置，構造及び設備が原子力規制委員会規則で定める基準に適合しているか検査する。定期確認は放射線の量及び汚染の状況が測定し，結果を記録・保存されていること，帳簿が記載され保存されていることを確認する。定期検査の頻度について**表 20** に示す。

**表 20**　定期検査
（放射性同位元素等の規制に関する法律施行令　第十四条）

| 事業所 | 期　間 |
|---|---|
| 特定許可使用者（非密封）及び許可廃棄業者 | 設置時の施設検査に合格した日又は前回の定期検査を受けた日から 3 年以内 |
| 特定許可使用者（その他） | 設置時の施設検査に合格した日又は前回の定期検査を受けた日から 5 年以内 |

**※ 放射性同位元素の運搬**

放射性同位元素の運搬は，事業所内の運搬，船舶，航空機または車両による事業所外の運搬および簡易運搬に分けられる。放射性同位元素は形と型で分類され，運搬時の基準が決定する。まず，特別形と非特別形について，特別形とは容易に散逸しない固体状の放射性同位元素又はそれを密封したカプセルであり，衝撃試験等を合格したものであり，その他を非特別形と呼ぶ。つぎに，$A_1$ 値，$A_2$ 値である。$A_1$ 値は特別形に，$A_2$ 値は非特別形の放射性同位元素に指定された数量〔Bq〕を示す。放射性同位元素の型について**表 21** に示す。また，型によって決まる輸送物表面における表面密度限度および 1 cm 線量当量率を**表 22** に示す。運搬機器では，運搬物（放射性同位元素）を載せた状態で運搬機器表面の 1 cm 線量当量は 2 mSv/h，1 m 離れた位置の 1 cm 線量当量は 100 μSv/h を超えない必要がある。

A 型および B 型輸送物の表面にはそれぞれ標識を掲げる必要があり，各標識は**表 23** のようになる。なお，表面から 1 m の距離の線量率〔μSv/h〕の 1/10 にした値で，小数点第 2 位の値を切り上げる。5 μSv/h 以下の場合，輸送指数は 0 となり標識に記入しない。

輸送に係る技術上の基準について代表例として，A 型輸送物に係る技術上の基準を以下に示す。なお，1）～ 7）は L 型輸送物にも共通する。

1）容易に，かつ，安全に取り扱うことができること。

2）運搬中に予想される温度及び内圧の変化，振動等により，亀裂，破損等の生じるおそれがないこと。

3）表面に不要な突起物がなく，かつ，表面の汚染の除去が容易であること。

4）材料相互の間及び材料と収納され，又は包装される放射性同位元素等との間で危険な物理的作用又は化学反応の生じるおそれがないこと。

5）弁が誤って操作されないような措置が講じられていること。

6）表面の放射性同位元素の密度が原子力規制委員会の定める密度を超えないこと。

7）放射性同位元素の使用等に必要な書類その他の物品以外のものが収納され，又は包装されていないこと。

8）外接する直方体の各辺が 10 cm 以上であること。

9）みだりに開封されないように，かつ，開封された場合に開封されたことが明らかになるように，容易に破れないシールの貼付け等の措置が講じられていること。

10）構成部品は，摂氏 −40 ℃から摂氏 70 ℃までの温度の範囲において，亀裂，破損等の生じるおそれがないこと。ただし，運搬中に予想される温度の範囲が特定できる場合は，この限りでない。

11）周囲の圧力を 60 kPa とした場合に，放射性同位元素の漏えいがないこと。

12）液体状の放射性同位元素等が収納されている場合には，次に掲げる要件に適合すること。

12-1）容器に収納することができる放射性同位元素等の量の二倍以上の量の放射性同位元素等を吸収することができる吸収材又は二重の密封部分から成る密封装置を備えること。ただし，法第 18 条第 3 項の規定により承認を受けた容器を使う場合は，この限りでない。

12-2）放射性同位元素等の温度による変化並びに運搬時及び注入時の挙動に対処し得る適切な空間を有していること。

13）表面における 1 cm 線量当量率の最大値が 2 mSv/h を超えないこと。ただし，専用積載として運搬する放射性輸送物であって，車両運搬規則第 4 条第 2 項並びに第 18 条第 3 項第 1 号及び第 2 号に規定する運搬の技術上の基準に従うもののうち，安全上支障がない旨の原子力規制委員会の承認を受けたものは，表面における 1 cm 線量当量率の最大値が 10 mSv/h を超えないこと。

14）表面から 1 m 離れた位置における 1 cm 線量当量率の最大値が 100 μSv/h を超えないこと。ただし，放射性輸送物を専用積載として運搬する場合であって，安全上支障がない旨の原子力規制委員会の承認を受けたときは，この限りでない。

15）原子力規制委員会の定める A 型輸送物に係る一般の試験条件の下に置くこととした場合に，次に掲げる要件に適合すること。

15-1）放射性同位元素の漏えいがないこと。

15-2）表面における 1 cm 線量当量率の最大値が著しく増加せず，かつ，2 mSv/h を超えないこと。

16）原子力規制委員会の定める液体状又は気体状の放射性同位元素等が収納され，又は包装されている A 型輸送物に係る追加の試験条件の下に置くこととした場合に，放射性同位元素の漏えいがないこと。

**表 21**　放射性同位元素の型
（厚生労働省告示第四百九十一号　放射性物質等の運搬に関する基準）

| | 放射能 |
|---|---|
| L 型 | 固体・気体：$A_1$ 値、$A_2$ 値それぞれの 1/1000 まで<br>液体：$A_1$ 値、$A_2$ 値それぞれの 1/10000 まで |
| A 型 | 固体・液体・気体：$A_1$ 値、$A_2$ 値まで |
| B 型 | 放射能：$A_1$ 値、$A_2$ 値を超える<br>・国際輸送時の基準<br>BM 型：設計国、使用国、通貨国の許可が必要<br>BU 型：設計国の許可のみで他は自動的に承認 |
| IP 型 | 放射性濃度が低い鉱石等の放射性同位元素や、危険性の少ない表面汚染物（内容物を除去した輸送用容器等）は IP － 1 ～ 3 のどれかに分類される |

**表 22**　輸送物表面における表面密度限度および 1 cm 線量当量率
（放射性同位元素等の規制に関する法律施行規則　第十八条の四，第十八条の五）

| | 輸送物表面における表面密度限度 | 輸送物表面における 1 cm 線量当量率の最大値 |
|---|---|---|
| L 型 | 表面密度限度の 1/10 | 5 μSv/h 以下 |
| A 型 | | 2 mSv/h 以下 |
| B 型 | | |

**表 23**　輸送物における標識
（厚生労働省告示第四百九十一号　放射性物質等の運搬に関する基準　第十八条）

| | | 第 1 類白標識 | 第 2 類黄標識 | 第 3 類黄標識 |
|---|---|---|---|---|
| 表示箇所 | | 輸送物の表面 2 ヵ所 | | |
| 法令規制値 | 表面における最大線量当量率 | 5 μSv/h 以下 | 5 μSv/h より大きく 500 μSv/h 以下 | 500 μSv/h より大きく 2 mSv/h 以下 |
| | 表面より 1 m 離れた位置における最大線量当量率 | | 10 μSv/h 以下 | 10 μSv/h より大きく 100 μSv/h 以下 |
| | 輸送指数 | 0 | 1.0 以下 | 1.0 より大きく 10 以下 |

### ※ 帳簿作成

許可使用者，届出販売業者，許可廃棄業者等は業務内容を記帳する必要がある。帳簿の記載内容を**表 24** に示す。また，許可届出使用者等は，毎年 3 月 31 日又は許可の取消しの日，使用若しくは販売，賃貸若しくは廃棄の業の廃止の日若しくは死亡，解散若しくは分割の日に前項に規定する帳簿を閉鎖しなければならない。

帳簿の保存の期間は，帳簿の閉鎖後 5 年間とする。ただし，廃棄物埋設を行う許可廃棄業者は以下の項目の保存期間はそれぞれ廃棄の業を廃止するまでの期間及び事業所等から搬出された後 5 年間とする。

1）廃棄物埋設地に埋設した埋設廃棄物の種類及び量並びに当該埋設廃棄物に含まれる放射性同位元素の種類ごとの濃度及び数量

2）埋設廃棄物を廃棄物埋設地に埋設した年月日及び場所

3）廃棄物埋設に従事する者の氏名

4）監視又は測定の実施年月日，監視又は測定の結果及びこれに伴う措置の内容並びに監視又は測定を行った者の氏名

5) 放射線施設の点検の実施年月日，点検の結果及びこれに伴う措置の内容並びに点検を行った者の氏名（廃棄物埋設地に係る部分に限る。）

6) 濃度確認対象物の種類，発生日時及び場所

7) 評価単位ごとの重量及び当該評価単位に含まれる評価対象放射性同位元素の種類ごとの濃度

8) 放射能濃度の決定に当たり，放射性同位元素の組成比を用いる場合は，組成比の測定を行った結果

9) 放射能濃度の決定に当たり，計算によって放射能濃度を算出した場合は，その計算条件及び計算の結果

10) 放射能濃度の決定に当たり，濃度確認対象物について放射性同位元素による汚染の除去を行った場合は，汚染の除去を行った後の放射能濃度を測定した結果

11) 放射能濃度の測定に用いた放射線測定装置及び測定条件

12) 放射線測定装置の点検及び校正の結果

13) 濃度確認対象物の保管の方法及び場所

**表24**　帳簿記載内容
（放射性同位元素等の規制に関する法律施行規則　第二十四条）

| | |
|---|---|
| 許可届出使用者 | ・受入れ又は払出しに係る放射性同位元素等の種類及び数量<br>・放射性同位元素等の受入れ又は払出しの年月日及びその相手方の氏名又は名称<br>・使用（詰替えを除く）に係る放射性同位元素の種類及び数量<br>・放射線発生装置の種類<br>・使用の年月日、目的、方法及び場所<br>・使用に従事する者（密封されていない放射性同位元素の数量を確認した者を含む）の氏名<br>（貯蔵関係）<br>・放射化物の種類及び数量<br>・保管の期間、方法及び場所<br>・保管に従事する者の氏名<br>（運搬関係）<br>工場又は事業所の外における運搬の年月日、方法及び荷受人又は荷送人の氏名又は名称並びに運搬に従事する者の氏名又は運搬の委託先の氏名若しくは名称<br>（廃棄関係）<br>・放射性同位元素等の種類及び数量<br>・廃棄の年月日、方法及び場所<br>・廃棄に従事する者の氏名<br>・海洋投棄する場合、容器に封入し又は容器に固型化したときは、当該 容器の数量及び比重並びに封入し又は固型化した方法<br>（その他）<br>・放射線施設（届出使用者が密封された放射性同位元素の使用又は密封された放射性同位元素若しくは放射性同位元素によって汚染された物の廃棄をする場合にあっては、管理区域）の点検の実施年月日、点検の結果及びこれに伴う措置の内容並びに点検を行った者の氏名<br>・放射線施設に立ち入る者に対する教育及び訓練の実施年月日、項目、各項目の時間数並びに当該教育及び訓練を受けた者の氏名<br>・外部放射線に係る線量、空気中の放射性同位元素の濃度又は放射性同位元素によって汚染される物の表面の放射性同位元素の密度の確認の方法及び確認をした者の氏名並びに管理区域でないものとみなされる区域に立ち入った者の氏名 |

| | |
|---|---|
| 届出販売及び賃貸業者 | ・譲受け（回収及び賃借を含む）又は販売その他譲渡し（返還を含む）若しくは賃貸に係る放射性同位元素の種類及び数量<br>・譲受け又は販売その他譲渡し若しくは賃貸の年月日及びその相手方の氏名又は名称<br>・放射性同位元素又は放射性同位元素によって汚染された物の運搬の年月日、方法及び荷受人又は荷送人の氏名又は名称並びに運搬に従事する者の氏名又は運搬の委託先の氏名若しくは名称<br>・保管を委託した放射性同位元素の種類及び数量、保管の委託の年月日、期間及び委託先の氏名又は名称<br>・廃棄を委託した汚染された物の種類及び数量、委託の年月日及び委託先の氏名又は名称 |
| 許可廃棄業者　※埋設なし | ・受入れ又は払出しに係る放射性同位元素等の種類及び数量<br>・放射性同位元素等の受入れ又は払出しの年月日及びその相手方の氏名又は名称<br>・保管に係る放射性同位元素等の種類及び数量<br>・放射性同位元素等の保管の期間、方法及び場所<br>・放射性同位元素等の保管に従事する者の氏名<br>・廃棄事業所の外における放射性同位元素等の運搬の年月日、方法及び荷受人又は荷送人の氏名又は名称並びに運搬に従事する者の氏名又は運搬の委託先の氏名若しくは名称<br><br>以下、許可使用者と同様<br>・放射性同位元素等の種類及び数量<br>・廃棄の年月日、方法及び場所<br>・廃棄に従事する者の氏名<br>・海洋投棄する場合、容器に封入し又は容器に固型化したときは、当該　容器の数量及び比重並びに封入し又は固型化した方法<br>・放射線施設（届出使用者が密封された放射性同位元素の使用又は密封された放射性同位元素若しくは放射性同位元素によって汚染された物の廃棄をする場合にあっては、管理区域）の点検の実施年月日、点検の結果及びこれに伴う措置の内容並びに点検を行った者の氏名<br>・放射線施設に立ち入る者に対する教育及び訓練の実施年月日、項目、各項目の時間数並びに当該教育及び訓練を受けた者の氏名 |
| 許可廃棄業者　※埋設あり | ・廃棄物埋設地に埋設した埋設廃棄物の種類及び量並びに当該埋設廃棄物に含まれる放射性同位元素の種類ごとの濃度及び数量<br>・埋設廃棄物を廃棄物埋設地に埋設した年月日及び場所<br>・廃棄物埋設に従事する者の氏名<br>・監視又は測定の実施年月日、監視又は測定の結果及びこれに伴う措置の内容並びに監視又は測定を行った者の氏名<br>・放射線施設の点検の実施年月日、点検の結果及びこれに伴う措置の内容並びに点検を行った者の氏名<br><br>以下、許可使用者と同様<br>・廃棄に係る放射性同位元素等の種類及び数量、年月日、方法及び場所、廃棄に従事する者の氏名、放射性同位元素等を海洋投棄する場合であって放射性同位元素等を容器に封入し又は容器に固型化したときは、当該容器の数量及び比重並びに封入し又は固型化した方法<br><br>以下、許可廃棄業者（埋設なし）と同様<br>・受入れ又は払出しに係る放射性同位元素等の種類及び数量<br>・放射性同位元素等の受入れ又は払出しの年月日及びその相手方の氏名又は名称<br>・保管に係る放射性同位元素等の種類及び数量<br>・放射性同位元素等の保管の期間、方法及び場所<br>・放射性同位元素等の保管に従事する者の氏名<br>・廃棄事業所の外における放射性同位元素等の運搬の年月日、方法及び荷受人又は荷送人の氏名又は名称並びに運搬に従事する者の氏名又は運搬の委託先の氏名若しくは名称 |

### ※ 許可後の変更

許可使用者を始めさまざまな使用，販売等に関する許可が下りた後に，申請内容の変更が生じる場合に届出，もしくは許可が必要である。

1）使用者名，法人代表者名の変更

許可使用者，届出使用者，許可廃棄業者は変更した日から30日以内に届出が必要である。

なお，許可使用，許可廃棄は氏名若しくは名称又は住所の変更をしたときは許可証の訂正を受けるために許可証の提出も必要である。

2）表示付認証機器使用に関する変更

申請内容に変更がある場合，変更した日から30日以内に届出が必要である。

3）技術的な変更（許可使用者）

使用者，法人代表の氏名以外については，あらかじめ変更内容と理由等を許可証と提出して「許可」を得る。許可使用者が変更申請する際に，工事が伴う場合は予定工事期間及びその間の放射線障害防止上の措置を記載した書面を添付する。ただし，以下の軽微な変更および使用場所の一時変更は，あらかじめ「届出」のみで良い。

貯蔵施設の貯蔵能力の減少
放射性同位元素の数量の減少
放射線発生装置の台数，又は最大使用出力の減少
放射性同位元素又は放射線発生装置の使用時間減少
使用施設，貯蔵施設又は廃棄施設の廃止

4）技術的な変更（届出使用者）

使用者，法人代表の氏名以外については，あらかじめ変更内容と理由等を許可証と提出する。

5）技術的な変更（届出販売・賃貸業者）

放射性同位元素の種類，販売所・賃貸事業所の所在地についてはあらかじめ届出が必要である。

### ※ 譲渡，譲受

許可を受け，又は届出た種類の放射性同位元素を輸出，譲渡，貸付することは可能である。また，貯蔵能力の範囲内で，譲受け，借り受け，所持することも可能である。その他，許可使用者の取り消しにより所持していた放射性同位元素は30日以内に輸出，又は譲渡する。

ただし，放射性同位元素（表示付認証機器等に装備されているものを除く）は，以下のいずれかに該当する場合のほか，譲り渡し，譲り受け，貸し付け，又は借り受けてはならない。

1）許可使用者がその許可証に記載された種類の放射性同位元素を，輸出し，他の許可届出使用者，届出販売業者，届出賃貸業者若しくは許可廃棄業者に譲り渡し，若しくは貸

し付け，又はその許可証に記載された貯蔵施設の貯蔵能力の範囲内で譲り受け，若しくは借り受ける場合

2) 届出使用者がその届け出た種類の放射性同位元素を，輸出し，他の許可届出使用者，届出販売業者，届出賃貸業者若しくは許可廃棄業者に譲り渡し，若しくは貸し付け，又はその届け出た貯蔵施設の貯蔵能力の範囲内で譲り受け，若しくは借り受ける場合

3) 届出販売業者がその届け出た種類の放射性同位元素を，輸出し，許可届出使用者，他の届出販売業者，届出賃貸業者若しくは許可廃棄業者に譲り渡し，若しくは貸し付け，又は譲り受け，若しくは借り受ける場合

4) 届出賃貸業者がその届け出た種類の放射性同位元素を，輸出し，許可届出使用者，届出販売業者，他の届出賃貸業者若しくは許可廃棄業者に譲り渡し，若しくは貸し付け，又は譲り受け，若しくは借り受ける場合

5) 許可廃棄業者が許可届出使用者，届出販売・賃貸業者若しくは他の許可廃棄業者に譲り渡し，若しくは貸し付け，又はその許可証に記載された廃棄物貯蔵施設の貯蔵能力の範囲内で譲り受け，若しくは借り受ける場合

6) 許可を取り消された許可使用者又は許可廃棄業者がその許可を取り消された日に所有していた放射性同位元素を，原子力規制委員会規則で定めるところにより，輸出し，又は許可届出使用者，届出販売業者，届出賃貸業者若しくは許可廃棄業者に譲り渡す場合

7) 放射性同位元素の使用又は販売，賃貸若しくは廃棄の業を廃止した日に所有していた放射性同位元素を，原子力規制委員会規則で定めるところにより，輸出し，又は許可届出使用者，届出販売業者，届出賃貸業者若しくは許可廃棄業者に譲り渡す場合

8) 許可届出使用者，届出販売業者，届出賃貸業者若しくは許可廃棄業者が死亡し，又は法人である許可届出使用者，届出販売業者，届出賃貸業者若しくは許可廃棄業者が解散し，若しくは分割をした日にその許可届出使用者，届出販売業者，届出賃貸業者又は許可廃棄業者が所有していた放射性同位元素を，原子力規制委員会規則で定めるところにより，輸出し，又は許可届出使用者，届出販売業者，届出賃貸業者若しくは許可廃棄業者に譲り渡す場合

### ※合　併

許可使用者もしくは許可廃棄業者である法人の合併又は分割の場合，当該合併又は分割について原子力規制委員会の認可を受けたときは，合併後存続する法人若しくは合併により設立された法人又は分割により承継した法人は，許可使用者の地位を承継する。

・継承の条件

合併の場合，許可使用者と許可のない法人の合併（許可使用者が存続する場合を除く）の場合は「変更」を申請する。

分割の場合，当該許可に係るすべての放射性同位元素又は放射線発生装置及び放射性汚染物並びに使用施設等を一体として承継させる場合に限る。

**※ 所持の制限**

放射性同位元素を所持することができる期間は，許可の取消しの日，使用若しくは販売，賃貸若しくは廃棄の業の廃止の日又は死亡，解散若しくは分割の日から三十日とする。放射性同位元素は以下の場合を除き，所持してはならない。

1）許可（届出）使用者がその許可証に記載された（届け出た）種類の放射性同位元素を，その許可証に記載された（届け出た）貯蔵施設の貯蔵能力の範囲内で所持する場合

2）届出販売業者又は届出賃貸業者がその届け出た種類の放射性同位元素を運搬のために所持する場合及び放射線障害を受けた者又は受けたおそれのある者に対する措置，または危険時の措置を講ずるために所持する場合

3）許可廃棄業者がその許可証に記載された廃棄物貯蔵施設の貯蔵能力の範囲内で所持する場合

4）表示付認証機器等について認証条件に従った使用，保管又は運搬をする場合

**※ 緊急時の対応**

地震や火災，その他の災害により放射線障害の恐れがある場合は，許可使用者等はただちに警察官又は海上保安官に通報しなければならない。火災の場合は，延焼を防止する措置をとるとともに，消防署等に通報する。また，必要に応じて施設内及び付近にいるものに避難警告を出し，放射性同位元素を他の場所に移す場合は，縄を張る又は標識を設ける等し，見張り人をつけて関係者以外の立ち入りを禁止する。

緊急作業中の放射線業務従事者（一般女子を除く）の実効線量限度，及び等価線量限度は，実効線量限度は 100 mSv，水晶体の等価線量限度は 300 mSv，皮膚の等価線量限度は 1 Sv となり，一般女子の作業は禁止されていない。

緊急事態について，以下の内容を遅滞なく委員会，又は国土交通大臣に届け出る。

1）その事態が生じた日時及び場所並びに原因

2）発生，又は発生の恐れのある放射線障害の状況

3）講じ，又は講じようとしている応急措置の内容

**※ 事　故**

放射線施設では容器の亀裂や破損等による放射性同位元素の漏えいや，運搬時の事故といったことが起こる。許可届出使用者（表示認証機器使用者を含む），届出販売業者，届出賃貸業者及び許可廃棄業者は，状況とそれに対する処置を 10 日以内に原子力規制委員会に報告しなければならない。以下に，放射線障害に関する事故を示す。

1）放射性同位元素の盗取又は所在不明が生じたとき。

2）気体状の放射性同位元素等を排気・排水設備において浄化し，又は排気・排水することによって廃棄した場合において，濃度限度又は線量限度を超えたとき。

3）放射性同位元素等が管理区域外で漏えいしたとき（管理区域の外において密封されていない放射性同位元素の使用をした場合を除く）。

4）放射性同位元素等が管理区域内で漏えいしたとき（次のものは除外する）。

4-1）漏えいした液体状の放射性同位元素等が当該漏えいに係る設備の周辺部に設置された漏えいの拡大を防止するための堰せきの外に拡大しなかったとき。

4-2）気体状の放射性同位元素等が漏えいした場合において，漏えいした場所に係る排気設備の機能が適正に維持されているとき。

4-3）漏えいした放射性同位元素等の放射能量が微量のときその他漏えいの程度が軽微なとき。

5）使用施設，貯蔵施設，廃棄施設の基準に係る線量限度を超え，又は超えるおそれがあるとき。

6）放射性同位元素等の使用，販売，賃貸，廃棄その他の取扱いにおける計画外の被ばくがあったときであって，当該被ばくに係る実効線量が放射線業務従事者にあっては 5 mSv，放射線業務従事者以外の者にあっては 0.5 mSv を超え，又は超えるおそれがあるとき。

7）放射線業務従事者について実効線量限度若しくは等価線量限度を超え，又は超えるおそれのある被ばくがあったとき。

8）廃棄物埋設地の線量限度を超えるおそれがあるとき。

**※ 使用廃止の届出**

許可使用者が関わる全ての放射性同位元素又は放射線発生装置の全ての使用を廃止した場合，また，届出販売業者，届出賃貸業者若しくは許可廃棄業者が廃止した場合に，遅滞なく届出を行う。また，許可使用者が死亡等し，承継ができなかった場合，相続人は遅滞なく届出を行う。廃止に向けた措置（放射性同位元素の譲渡等）を行うものを「許可取消使用者等」と呼び，以下の廃止措置に関する計画を原子力規制委員会に「あらかじめ」提出する必要がある。

1）所有（借り受け）する放射性同位元素を輸出し，許可届出使用者，届出販売業者，届出賃貸業者若しくは許可廃棄業者に譲り渡し（変換する），又は廃棄すること。

2）放射性汚染物を許可使用者若しくは許可廃棄業者に譲り渡し，又は廃棄すること。

3）放射性同位元素による汚染を除去すること。

※ 廃止措置に係る事業所等を許可使用者又は許可廃棄業者に譲り渡す場合（当該廃止措置に係る全ての放射性同位元素等又は放射線発生装置及び放射線施設を一体として譲り渡す場合に限る）は，この限りでない。

4) 廃棄物埋設地の管理の終了に係る措置にあっては，前号の規定にかかわらず，埋設した埋設廃棄物による放射線障害のおそれがないようにするために必要な措置を講ずること。

5) 帳簿を備え，譲渡（または廃棄，返還，輸出）した放射性同位元素の数量，年月日，方法，場所を記載すること。

6)「廃止日等」において,「診療」の場合は医師又は歯科医師を,「医薬品，医薬部外品，化粧品，医療機器又は再生医療等製品の製造所において使用」した場合は薬剤師，または同等以上の知識及び経験を有するものを廃止措置の監督をさせること。

7) 記録を原子力規制委員会が指定する機関に引き渡すこと。ただし，法第二十七条第一項の届出に係る者が，引き続き許可届出使用者又は許可廃棄業者として当該記録を保存する場合は，この限りでない。

**※ 報告の徴収**

放射線施設を廃止したときは，放射性同位元素による汚染の除去その他の講じた措置を，30日以内に原子力規制委員会に報告しなければならない。許可届出使用者，届出販売業者，届出賃貸業者又は許可廃棄業者は，報告書を毎年4月1日からその翌年の3月31日までの期間について作成し，当該期間の経過後3ヵ月以内に原子力規制委員会に提出しなければならない。

許可届出使用者，表示付認証機器届出使用者，届出販売業者，届出賃貸業者若しくは許可廃棄業者又はこれらの者から運搬を委託された者は，原子力規制委員会が次に掲げる事項について期間を定めて報告を求めたときは，以下の事項を当該期間内に原子力規制委員会に報告しなければならない。

1) 放射線管理及び特定放射性同位元素の防護の状況

2) 放射性同位元素の在庫及びその増減の状況

3) 工場又は事業所の外において行われる放射性同位元素等の廃棄又は運搬の状況

＜確認メモ＞

# 参　考　文　献


1）e-Gov ポータル　（https://www.e-gov.go.jp）

2）日本アイソトープ協会 編：2020 年版　アイソトープ法令集Ⅰ－放射性同位元素等規制法関係法令－，日本アイソトープ協会 (2020)

3）日本アイソトープ協会 編：2020 年版　アイソトープ法令集Ⅱ－医療放射線関係法令－，日本アイソトープ協会 (2020)

4）日本アイソトープ協会 編：2019 年版 アイソトープ法令集Ⅲ－労働安全衛生・輸送・その他関係法令－，日本アイソトープ協会 (2019)

5）日本アイソトープ協会 編：3 版 放射線管理実務マニュアル，日本アイソトープ協会 (2015)

6）中央法規出版 編：医療六法　令和 3 年版，中央法規出版 (2021)

# 索　　引


【か】

瑕疵　19
管理区域　81, 83, 104

【き】

規則　24
帰属主体　2
義務　6
教育訓練　90, 99
業（業務）　41

【く】

空気中濃度限度　105

【け】

健康診断　53, 54, 90, 99, 106
原状回復　18
権利　5

【さ】

債権者　14
債務者　14
債務不履行　42

【し】

始期　3
施行規則　24
施設検査　37
自然人　2
実効線量　84
終期　3
取得時効　15
守秘義務　49
照射録　47
消滅時効　15
省令　24

【せ】

政令　24
線量限度　82
線量の限度　50

【つ】

通達　24

【て】

定期検査　38
撤回　17

【と】

等価線量限度　84,105
取消　17

【は】

賠償　38

【ひ】

表面密度限度　105

【ふ】

不法行為　42
府令　24

【ほ】

法益　14
放射性同位元素　101
放射線　92, 97
——の定義　26, 44
放射線業務従事者　104
放射線障害予防規程　89, 99
放射線治療病室　71
放射線発生装置　102
法人　2
法律　24
法律施行令　24
補償　39

【む】

無効　17

【め】

命令　24

【も】

者　2

【ゆ】

有体物　5

## ――著者略歴――


**坂野　康昌**（さかの　やすあき）

1976 年　千葉大学医学部附属診療放射線技師学校卒業
　　　　診療放射線技師免許取得
1985 年　明治大学法学部法律学科卒業
2012 年　首都大学東京大学院博士前期課程修了（放射線科学域専攻）
　　　　東京都立荏原病院・広尾病院・駒込病院で放射線技師長，都立病院放射線統括技師長を務め，首都大学東京客員教授，つくば国際大学教授などを歴任
2013 年　瑞宝双光章授章
2018 年　首都大学東京大学院博士後期課程修了（放射線科学域専攻），博士（放射線学）
2019 年　順天堂大学特任教授
　　　　現在に至る

**中世古　和真**（なかぜこ　かずま）

2008 年　新潟大学医学部保健学科放射線技術科学専攻卒業
2010 年　首都大学東京大学院博士前期課程修了（人間健康科学専攻放射線科学系）
2010 年　東邦大学医療センター大橋病院勤務
2013 年　つくば国際大学助教
2018 年　つくば国際大学講師
2020 年　順天堂大学講師
　　　　現在に至る


**Gold Standard 詳解 放射線関係法規**

Radiation Laws and Regulations ― The Gold Standard




2022 年 4 月 28 日　初版第 1 刷発行　★

検印省略

| | | |
|---|---|---|
| 著　者 | 坂　野　康　昌 | |
| | 中世古　和　真 | |
| 発行者 | 株式会社　コロナ社 | |
| | 代表者　牛来真也 | |
| 印刷所 | 萩原印刷株式会社 | |
| 製本所 | 有限会社　愛千製本所 | |

112-0011　東京都文京区千石 4-46-10

**発行所**　株式会社　**コロナ社**

CORONA PUBLISHING CO., LTD.

Tokyo Japan

振替 00140-8-14844・電話(03)3941-3131(代)

ホームページ https://www.coronasha.co.jp

ISBN 978-4-339-07249-5　C3047　Printed in Japan　（森岡）N